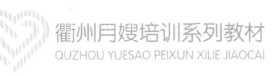

衢州月嫂培训系列教材
QUZHOU YUESAO PEIXUN XILIE JIAOCAI

母婴
护理技能

MUYING
HULI JINENG

衢州职业技术学院
轻松妈妈母婴护理平台 　编著

初级

U0277147

Zhejiang University Press
浙江大学出版社

图书在版编目(CIP)数据

母婴护理技能：初级 / 衢州职业技术学院，轻松妈妈母婴护理平台编著. —杭州：浙江大学出版社，2019.4

ISBN 978-7-308-19055-8

Ⅰ. ①母… Ⅱ. ①衢… ②轻… Ⅲ. ①产褥期—护理—技术培训—教材②新生儿—护理—技术培训—教材 Ⅳ. ①R714.61②R174

中国版本图书馆 CIP 数据核字（2019）第 063123 号

母婴护理技能(初级)

衢州职业技术学院　轻松妈妈母婴护理平台　编著

责任编辑	阮海潮
责任校对	梁　容
封面设计	杭州林智广告有限公司
出版发行	浙江大学出版社
	（杭州市天目山路 148 号　邮政编码 310007）
	（网址：http://www.zjupress.com）
排　版	杭州林智广告有限公司
印　刷	浙江新华数码印务有限公司
开　本	787mm×1092mm　1/16
印　张	10.75
字　数	210 千
版 印 次	2019 年 4 月第 1 版　2019 年 4 月第 1 次印刷
书　号	ISBN 978-7-308-19055-8
定　价	60.00 元

母婴护理技能（初级）
编委会

主　　编　崔戴飞
主　　审　许　虹
副 主 编　吴秀仙　刘亮亮　徐　荆　姚水洪
编　　委　（按姓氏拼音排序）
　　　　　陈杏芬（衢州中等专业技术学校）
　　　　　崔戴飞（衢州职业技术学院）
　　　　　郭春发（衢州职业技术学院）
　　　　　李玉仙（轻松妈妈母婴护理平台）
　　　　　刘亮亮（轻松妈妈母婴护理平台）
　　　　　毛　翠（衢州职业技术学院）
　　　　　茅燕萍（轻松妈妈母婴护理平台）
　　　　　钱一分（衢州职业技术学院）
　　　　　孙宝玲（轻松妈妈母婴护理平台）
　　　　　王　雯（轻松妈妈母婴护理平台）
　　　　　王小萍（衢州职业技术学院）
　　　　　吴俊霞（衢州女子学院）
　　　　　吴秀仙（衢州职业技术学院）
　　　　　徐　荆（衢州职业技术学院）
　　　　　徐汝祥（衢州职业技术学院）
　　　　　姚水洪（衢州职业技术学院）
　　　　　于洪洋（轻松妈妈母婴护理平台）
　　　　　赵　华（衢州职业技术学院）
　　　　　郑　卫（轻松妈妈母婴护理平台）

前　　言

2016 年 1 月 1 日,国家"全面二孩政策"正式落地,此后迎来了生育高峰。是年,全国新出生婴儿达到了 1846 万人,政策利好导致母婴服务(月嫂)供不应求。

21 世纪初,衢州月嫂凭借老实本分和吃苦耐劳赢得了口碑,打响了衢州月嫂品牌。随着月嫂市场的兴起,部分衢州月嫂转型当专职月嫂。从最初的做月子餐、给宝宝和产妇洗澡等简单工作,到如今的催乳、心理疏导等专业工作,月嫂这份工作的"技术含量"越来越高。为了打造衢州月嫂培训及服务品牌输出升级版,2015 年 3 月,由编写组牵头起草制定了衢州地方行业标准《衢州月嫂服务质量规范》,2017 年 6 月,联合杭州轻松妈妈一站式母婴综合服务平台,共同成立了母婴护理标准化研究院,对衢州月嫂的职业道德、基本技能和专业技能进行了论证和规范,并编写了本教程。

本初级技能教程分为 7 章,内容涵盖职业道德与法律素养、新生儿护理、产妇护理、常用救护技术、家庭内务整理、月子餐、儿歌。项目操作体例上设目的、操作重点强调、用物准备、操作流程、操作注意事项和思考题。为了增强本书的知识性、实践性,提高读者理论联系实际的能力,本书部分采用月嫂在工作过程中的真实案例,旨在培养读者分析问题、解决问题的能力。

本书新颖之处在于采用"立方书"的编排形式,通过移动互联网技术,嵌入二维码,植入了现场拍摄的操作视频,将教材、课堂、教学资源三者融合,提供线上线下相结合的 O2O 学习模式,实现随时随地学习、交流和互动,供读者自学或在工作过程中随时查阅。

本书的编写依据国家标准委员会发布的《家政服务母婴生活护理服务质量规范》，依托衢州职业技术学院浙江省"十三五"护理优势专业和浙江省助产特色专业建设项目，并得到了浙江大学出版社、杭州轻松妈妈一站式母婴综合服务平台、浙江华睿投资管理有限公司、衢州市农业和农村工作办公室、衢州市人力资源和社会保障局、浙江省家政服务人才培养培训联盟衢州分中心和衢州职业技术学院的大力支持，在此表示衷心的感谢！

本书也适合作为全国各地月嫂培训的参考教材。希望借本书将衢州月嫂培训模式推广至全国，助力我国母婴服务业繁荣发展。由于编者水平所限，经验不足，本书难免存在纰漏与不足之处，敬请同行专家及广大读者批评指正。

崔戴飞

2019 年 4 月

目　　录

第一章 职业道德与法律素养

随着社会经济的快速发展和人们生活水平的不断提高,人们对婴幼儿养育的要求也越来越高。一个合格的月嫂除了要具备一定的母婴护理知识外,还应该具备一定的职业道德和法律素养,熟知职业道德标准和相关法律法规内容。因此,加强月嫂职业道德与法律素养的培训,对提高月嫂服务质量、促进服务规范具有十分重要的意义。

第一节 月嫂的职业道德和身心素质

职业道德是从事一定职业的人们,在从事某一职业活动时应当遵循的道德要求和行为规范。2016年2月1日起实施的《家政服务母婴生活护理服务质量规范》和《家政服务机构等级划分及评定》两项国家标准,对母婴生活护理服务质量和家政服务机构划分进行了规范与界定,也对月嫂的职业道德做了明确的规定。

随着人们生活水平的不断提高,月嫂作为一种职业悄然兴起,月嫂的职业道德水平也备受关注。一方面,雇主希望找到具有良好职业素养的月嫂;另一方面,月嫂市场鱼目混珠的现象也令人担忧,特别是2017年6月22日杭州某保姆涉嫌纵火致雇主母子4人死亡一案,已引起全社会对该行业从业人员职业道德的思考。

案例一 杭州某小区保姆纵火案

2017年6月22日5时7分,浙江省杭州市上城区某小区一住宅突发大火(见图1-1),除保姆逃生外,林家女主人和3个孩子均因抢救无效死亡。根据警方的通报,保姆莫某存在重大作案嫌疑,已被公安机关控制。据媒体报道,莫某是经由上海一家中介公司介绍到林家工作的,月工资7500元,与主人一家相处良好。在庭审过程中,公诉人围绕四组证据进行举证:一是指控被告人莫某身负巨额赌债,为避债先后到过绍兴、上海,做保姆期间在多名雇主家中多次进行盗窃的事实;二是指控莫某在被害人家做保姆期间多次进行盗窃的事实。莫某当庭承认放火和盗窃事实,同时辩称,其放火的目的是想通过先放火再灭火的方式取得被害人感激以便再次向其借款，但是没想到火情太大控制不住，导致雇主女主人和3个孩子因此离开了这个世界。

问题1：请查阅本案的相关内容，谈谈如何面对雇主的担忧？

问题2：从本案中，你觉得作为家政服务人员，应该具备哪些职业素养？

问题3：从本案中，你觉得月嫂与一般家政服务人员所应具备的职业素养有什么不同？

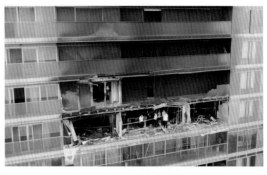

图1-1 杭州某小区保姆纵火案

一、月嫂的道德品质

良好的道德品质，是一个人应该具备的基本素养。一个人道德品质好，心胸开阔，就会有积极的精神面貌，能给人留下良好的印象。根据国家标准的要求，合格的月嫂应该具备"五心"道德品质，即信心、真心、热心、细心、恒心。

（一）遵纪守法，维护公德，信心成事业

月嫂对自己所从事的工作要有信心，以高标准要求自己，这种信心首先体现在守法上。现代社会是法治社会，月嫂要遵纪守法，自觉维护社会公德。任何工作都要在法律法规允许的范围内开展，如雇主的要求超出法律法规所允许的范围，应当委婉拒绝，并加以劝阻。月嫂还应维护社会公德，自觉做到"三个文明"：①语言文明。文明用语，语言有亲和力，以欣赏激励为主，不说粗话、脏话，不恶语伤人。②举止文明。举止有礼，谈吐文明，情趣高雅，自尊自爱。③衣着文明。服饰庄重得体，不浓妆艳抹，不穿奇装异服，不穿过露、过透、过短服饰，不穿高跟鞋。月嫂自己对工作的信心也会换来雇主对月嫂的信任与尊重，从而获得雇主良好的评价，更好地成就自己的事业。

（二）忠诚本分，亲切谦和，真心换信任

雇主与月嫂之间是一种服务合同关系，这种关系建立在相互信任之上，多数雇主喜欢为人忠诚本分、说话亲切谦和的月嫂。忠诚本分、亲切谦和往往是雇主雇用月嫂时最看重的一点，包括：①诚实守信。做错事、损坏物品及时承认，不隐瞒事实。②购物货比三家，勤俭节约，留好凭据，如实报账，不贪占便宜。③不私自扔掉、卖掉雇主物品。④不说假话，不做坏事。真心换得信任，信任改变态度。

（三）尊重习惯，和睦相处，热心化矛盾

一方水土养一方人。由于经济发展水平、文化生活方式及价值观等的差异，各地的风俗文化和生活习惯大相径庭。初到雇主家，月嫂要"入乡随俗"。首先，要了解雇主家的生活习惯并尽快适应。其次，要尊重产妇及其家属的选择,尽自己最大的努力去满足他们的需求。在相处过程中,月嫂要主动和产妇及其家属沟通,热心询问产妇情况,对产妇提出的问题及时给予答复,尽量避免出现矛盾。每次上岗对于月嫂来说可能是第 N 次提供服务,可对于雇主来说是第一次接受服务,因此服务要尽量做到当雇主不需要时"感觉自由自在",当雇主需要时"服务无处不在"。

（四）保护隐私,少说多做,细心无差错

家家有本难念的经。在雇主家里,月嫂首先要做好本职工作,在照顾产妇和新生儿时做到事无巨细、面面俱到、无差错,让雇主安心。其次,不要非议和参与雇主的家庭事务,保护雇主隐私,闲聊时不要以雇主的隐私作为话题。

（五）勤奋好学,精益求精,恒心提能力

一分耕耘一分收获。要想提高自己的能力,必须养成勤奋好学的习惯,精益求精,努力提升自身专业水平。月嫂行业竞争日益激烈,工作能力已经成为工资高低的决定性因素,月嫂必须有过硬的专业基础知识和实践操作能力。这对于月嫂来说具有双重意义,一方面能很快地适应工作,另一方面也能提高工资收入。

二、月嫂的工作态度

通常情况下,月嫂的工作集保姆、护士、厨师、月子护理师、育婴师、早教师等角色于一身。在月子期间,月嫂除了要具备相关的理论知识和技能操作,如指导人工喂养和母乳喂养、新生儿沐浴、脐带护理、月子餐制作等,还要具备良好的工作态度,包括守时守信、尽心尽责、耐心周到、体贴入微,热情大方、礼貌服务等。

（一）守时守信、尽心尽责

守时就是遵守规定的时间。守信是指说话办事讲信用,答应别人的事,能认真履行诺言,说到做到。尽心尽责就是费尽心力把事情做好。与雇主约好的时间要提前到,风雨无阻;答应雇主的事情,要尽心尽力地去完成,力求工作质量上乘。

（二）耐心周到、体贴入微

耐心是在处理事情时不急不躁,态度和蔼。具体包括:①要保持心情平静。月嫂的工作很累,有时还得不到产妇和家属的理解,但无论如何,产妇有焦虑或不安等情绪时,月嫂要耐心倾听,给予疏导;产妇育儿上有困难时,要耐心帮助;雇主对月嫂工作有意见时,要耐心听取并不断加以改进。②要有忍耐精神。服务过程中,如果与雇主之间发生误会,甚至在遇到雇主态度不好的时候,不管自己是否有错,都要尽量避免与雇主发生争吵。③要有周到服务的态度。月嫂要善于观察,考虑问题要周全、详细,尽量站在雇主的角度考虑问题,能针对不同的雇主提供个性化服务,创造性地做好每一项服务工作。

(三) 热情大方、礼貌服务

有礼貌是中华民族的优良传统。具体包括：①要讲究语言艺术。按不同对象用好敬语、问候语、称呼语,做到说话和气,语言亲切、文雅、准确。②热情有度,表情自然大方。月嫂在与雇主交往过程中,要根据年龄、风俗称呼对方,与雇主家庭中的男性成员要保持一定的距离,以免引起不必要的误会。③微笑服务。与雇主交流时,要面带微笑,正视对方,注意倾听,不能左顾右盼,愁眉苦脸。

三、月嫂的身心素质

月嫂要与产妇和新生儿密切接触,所以其身心是否健康往往是雇主最关心的问题。2015 年 7 月 5 日,国家标准委员会批准发布的《家政服务母婴生活护理服务质量规范》规定新上岗的母婴生活护理员上岗前必须进行健康检查,取得健康证明后方可上岗(见图 1-2)。凡患有痢疾、伤寒、病毒性肝炎(包括病原携带者)、活动型结核、化脓性或渗出性皮肤病以及其他呼

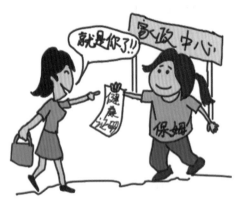

图 1-2　健康体检证明

吸道和消化道传染病的不得上岗。已上岗的月嫂每年必须进行健康体检。

常规的健康体检项目包括：①呼吸道传染病及其带菌者。由于结核带菌者缺乏结核病的相关临床症状,不做医学查体很难对其健康状况作出正确判断,所以更具危险性。②肠道传染病及其带菌者。细菌性痢疾、阿米巴痢疾、伤寒、甲型肝炎、戊型肝炎等疾病经口感染,传染性强,传播迅速。③病毒性肝炎。④皮肤病。疥疮、疱疹等都有可能通过接触传染。⑤妇科病及各种性病。

另外,月嫂良好的心理素质可以帮助父母为孩子的健康成长建立一个良好的家庭环境,促进其健康成长。

图 1-3 形象地说明专业月嫂供不应求的现状。

案例二　起诉月嫂生病后传染宝宝

高先生在妻子怀孕期间与某家政公司签订了服务合同,约定该公司选派高级月嫂方大姐为高先生的妻子、孩子提供月嫂服务,服务期共 42 天。合同签订后,高先生即支付了服务费1.8 万元。孩子出生后,方大姐依约到

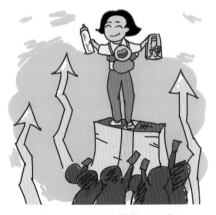

图 1-3　专业月嫂供不应求

高先生家中照顾产妇及孩子。不久,高先生的孩子因病被送至医院救治,并被确诊为肺炎。孩子病好后,高先生认为方大姐没有社保部门颁发的高级育婴师资格证书或高级母婴护理师资格证书。此外,方大姐在护理过程中给孩子喂食奶粉的次数和总量经常超标,造成孩子呛奶。同时,方大姐在护理孩子期间患有感冒却未提出休息而继续看护孩子,导致感冒病毒传染给孩子进而引发肺炎。诉讼中,法院查明方大姐作为月嫂,曾受过正规培训,并通过考试获得了培训合格证,还持有北京市公共卫生从业人员健康检查证明。同时,在护理高先生孩子的过程中,方大姐每天都做了详细的护理记录。根据记录上的信息,方大姐给高先生家孩子喂奶粉的时间间隔、次数、食用量与所用品牌奶粉的建议喂哺表基本一致。最终法院判决驳回高先生的诉讼请求。

问题 1:月嫂如何提供健康证明?

问题 2:本案中的方大姐有哪些做法值得借鉴?

第二节 相关法律常识

法律是国家机关依法制定或者认可的规范性文件,它以权利和义务双向规定为调整机制。权利是公民、法人或其他组织依法享有的各种利益或者实施一定行为的可能性,它表现为权利人要求相对人可以这样做、必须这样做或不得这样做。义务则是公民、法人或其他组织依法必须履行的某种责任,表现在不该怎样行为以及必须怎样行为。权利和义务是一致的,有权利就有义务,承担义务就得享有权利。没有权利的义务和没有义务的权利都是不存在的。对于月嫂来说,她们既享有法律规定的各种权利,又应该履行法律规定的各种义务。对于公民、法人或者其他组织来说,权利可以放弃,但是义务不能放弃,必须履行,否则就是违法。月嫂要了解相关的法律知识,承担法律义务,必要时要知道如何运用法律武器来维护自己的权益。

一、公民的基本权利与义务

我国宪法规定了公民享有广泛的权利和自由,包括财产权和人身权等。月嫂应尊重雇主的基本权利与自由。

1. 尊重雇主的宗教信仰自由 我国是多民族的国家,也是多宗教的国家,实行宗教信仰自由是我国一项长期的基本国策。我国宪法规定:"中华人民共和国公民有宗教信仰自由。"作为月嫂,不应该参与雇主在家的信仰活动,更不应对雇主进行传教。

2. 尊重雇主的民族传统和风俗习惯 中国是一个有 56 个民族的国家。在长期的历史发展过程中,各民族形成了自己独特的文化,风俗习惯是民族文化的重要组成部分,具体表现在衣、食、住、行等多个方面。因此,月嫂应尊重雇主的民族传统和风俗习惯。

3. 尊重雇主的婚姻家庭 我国宪法第四十九条规定婚姻、家庭、儿童受法律保护,禁止破坏婚姻自由,禁止虐待老人、妇女、儿童。因此,月嫂必须尊重雇主的婚姻家庭,不要介入家庭纠纷;如果有能力,月嫂可以通过亲情感化、说服教育等多种渠道将矛盾化解于无形。

4. 尊重雇主的财产权 我国宪法第十三条规定:"公民的合法的私有财产不受侵犯。"月嫂在日常活动中,必然和雇主有着经济上的联系。月嫂依法取得应得的报酬,尊重雇主的财产权,不得侵犯雇主的财产权。为了防止意外发生,月嫂可以与雇主事先约定,对于古董、文房、字画、珠宝、玉器、首饰等贵重、易碎以及具有特殊纪念意义的物品,不负责保洁;对于各类家用电器,只负责外部清洁,不负责拆装和清洗;对于高档衣物、皮具、饰品和内衣裤等,不负责清洗、保养;对于宠物、花鸟鱼虫等,不负责清洗、种植、饲养等。同时,因雇主自身原因和不可抗力造成的人身或财产损失,月嫂不予赔偿;在危急情况下,月嫂采取的正确急救措施造成雇主人身损害的可不予赔偿。但是,月嫂因故意或重大过失给雇主造成较大人身财产损失的,不在免责条款内。

5. 尊重家庭成员的人身权利 人身权是公民的基本权利之一,我们既要尊重保护自己的人身权,也要尊重爱护他人的人身权。看护好新生儿、防止新生儿被盗是月嫂的工作任务之一。月嫂一定要有防范意识,在母婴住院期间,即使是面对穿着工作服的医护人员,也要采取防范措施,以免发生意外;平时绝对不能把新生儿托付给不熟悉的人代为照看;家中若有陌生人来访,应首先明确来访人身份,防止新生儿被陌生人抱走。

二、劳动法中的相关知识

劳动合同,是劳动者与用人单位确立劳动关系、明确双方权利和义务的协议。

建立劳动关系应当订立劳动合同。劳动合同的主体,一方是劳动者,另一方是用人单位。劳动合同的内容在于明确双方在劳动关系中的权利、义务和违反合同的责任。劳动合同是诺成性的、有偿的双务合同。

1. 劳动合同的形式 劳动合同的形式是指订立劳动合同的方式。劳动合同的形式一般有书面形式和口头形式两种。

2. 劳动者提出解除劳动合同的时间要求 月嫂要与家政公司解除劳动合同时,要根据劳动合同在规定的时间内提前提出,保护自己的权益不受侵害。

3. 用人单位不得解除劳动合同的条件 月嫂要掌握雇主不得解除劳动合同的条件。我国劳动法规定,劳动者有下列情形之一的,用人单位不得依据规定解除劳动合同:①患职业病或者因工负伤并被确认丧失或者部分丧失劳动能力的;②患病或者负伤,在规定的医疗期内的;③女职工在孕期、产期、哺乳期内的。

4.解除劳动合同的经济补偿 这是指因解除劳动合同而由用人单位给予劳动者的一次性经济补偿。月嫂要掌握解除劳动合同时所应得的经济补偿的条件与方法,做到心中有数。

5.月嫂在签订合同时的注意事项 由于法律和制度的欠缺,家政服务领域目前存在一些不规范的情况。现实中,既有家政服务公司与月嫂签订劳动合同,又有月嫂直接与雇主签订劳动合同或经过中介组织与雇主签订合同。不同的情况适用的法律有所不同,因此月嫂必须注意以下两点:

(1)月嫂与家政公司签订的劳动合同 员工式的家政公司(即月嫂是家政公司的工作职员的企业形式),从性质上应认定为向社会提供家政服务劳务的营利企业。月嫂与家政公司之间签订的必须是书面劳动合同。该劳动合同的一方是家政公司,另一方是月嫂。双方应就合同的必备条款达成一致,包括劳动合同期限、工作内容、劳动保护和劳动条件、劳动报酬、劳动纪律、劳动合同终止条件、违反劳动合同的责任。一旦发生纠纷,劳动合同具有法律效力,有利于分清双方的权利和义务,从而确定责任的划分,便于纠纷的解决。

(2)月嫂直接与雇主签订的合同 在现实生活中,有部分家政服务中介组织通过给月嫂介绍雇主,从中收取一定的中介费。月嫂可以通过中介组织与雇主签订雇用劳动合同,也可以直接与雇主签订劳动合同。劳动合同的形式可以是书面合同,也可以是口头劳动协议。但是,值得一提的是,口头协议在发生纠纷之后往往因无书面证据,不能很好地分清事实、解决纠纷,从而很难保护当事人的利益。所以,应该倡导签订书面合同,以书面的形式明确各自的权利和义务,以防患于未然,减少纠纷的发生。月嫂和雇主之间有口头劳务协议,产生纠纷后雇主不承认的,只要存在家政服务的事实就可认定为事实合同,可据此确认双方的权利和义务关系。

6.月嫂遭受损害的赔偿 社会中风险无处不在,家政服务也存在风险。月嫂受到伤害该如何获得赔偿,这和劳动合同的性质紧密相连。

(1)家政服务公司员工受损害的赔偿 根据《工伤保险条例》的相关规定:"中华人民共和国境内的各类企业、有雇工的个体工商户(以下称用人单位)应当依照本条例规定参加工伤保险,为本单位全部职工或者雇工(以下称职工)缴纳工伤保险费。中华人民共和国境内的各类企业的职工和个体工商户的雇工,均有依照本条例的规定享有工伤保险待遇的权利。"家政公司和员工签订有合法的劳动协议,应该以劳动法的规定处理。家政公司应该给员工保工伤保险,出险之后由保险公司负责理赔。

(2)非家政公司服务人员受损害的赔偿 《关于审理人身损害赔偿案件适用法律若干问题的解释》规定:"雇员在从事雇佣活动中遭受人身损害,雇主应当承担赔偿责任。雇佣关系以外的第三人造成雇员人身损害的,赔偿权利人可以请求第三人承担赔偿责任,也可以请求雇主承担赔偿责任。雇主承担赔偿责任后,可以向第三人追偿。"该解释还规定:"属于《工伤保险条例》调整的劳动关系和工伤保险范围的,不适用本条规定。"在现实生活中,月嫂可通过中介组织或者直接与雇主签订书面或者口头劳务合同,如果非家政公司服务人员受到人身损害,必须由雇主承担赔偿责任;由第三人的原因造成雇员损害的,雇员可以选择由雇主或者第三人承担赔偿责任;雇主承担责任后,可以要求第三人赔偿自己的损失。

案例三　护理不当致宝宝手受伤？

衢州月嫂刘姐,2014年10月与浦江一户人家签订合同上门提供月嫂服务。宝宝在一家省级医院出生,出生后产妇回到浦江坐月子,刘姐从衢州直接到浦江家中提供上门服务。到家后的第一天,宝宝奶奶就和刘姐说宝宝在医院时要么不哭,要哭就哭到嘴唇发紫,特别是在医院时,有一次洗澡宝宝哭得特别厉害。刘姐凭自己学过的月嫂知识,心想宝宝是不是有先天性疾病,她嘴上虽没说,但在心里留了个问号。因为出院前宝宝在医院洗过澡,回家后就没有洗澡了。第三天,刘姐发现宝宝睡觉时右手举起来向上,左手向下,为免宝宝着凉,她轻轻地帮宝宝把手放下,没想到宝宝大哭起来,稍后再次重复此动作,宝宝还是大哭不止,她马上告诉产妇,说宝宝的右手可能有问题,需要送医院就诊(见图1-4)。家人马上送宝宝到当地医院就诊,初步诊断是臂丛神经损伤。刘姐建议去省级儿童医院,家属听从了她的建议,诊断结果是一样的,医生说可能是人为损伤(如月嫂洗澡时用力过猛),或者是接生时损伤。奶奶及家属清楚这不是月嫂的问题,非但没有半句责怪刘姐,反而非常感激刘姐及早发现了宝宝的问题,并向院方提出追责。

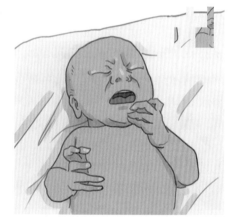

图1-4　细心月嫂发现宝宝受伤

问题1:月嫂刘姐的服务哪些方面是值得借鉴的?

问题2:如遇东家追责,该如何进行应对?

三、妇女享有的人身权利

月嫂要了解妇女享有的人身权利相关知识,保护自己的合法权益。

1. 勇于保护自己的隐私　隐私权是指自然人享有的对与公共利益无关的个人信息、私人活动和私有领域进行支配的一种人格权,包括私人信息、私人生活、私人空间和生活安宁。月嫂在雇主家工作时，会有个人信息或者个人隐私（如私人活动、私人空间）被雇主知道，雇主应为月嫂保密。若雇主擅自公开月嫂的隐私，月嫂可以依法要求其承担相应的赔偿责任。

2. 避免受到性侵害　在工作中，月嫂应洁身自爱，对雇主的不正当要求要严词拒绝，并勇于以妇女权益保障法为武器，捍卫自己的利益；万一受到侵害，应该及时向公安机关报案。

四、未成年人保护法常识

月嫂在服务过程中，护理行为要规范，防止婴幼儿被危险物品伤害，避免将婴幼儿单独留在某一不安全的地点后独自离开，以免发生摔伤、烫伤、溺亡等情况。相关的法律规定有：

1. 如果给婴儿造成了伤害后果，触犯刑法，可以追究月嫂故意伤害罪。雇主可以报案，然后申请法医进行司法鉴定。

2. 殴打他人的，或者故意伤害他人身体的，触犯《中华人民共和国治安管理处罚法》的，可根据情节处以拘留或并处罚款。殴打、伤害不满 14 周岁的人，可处十日以上十五日以下拘留，并处五百元以上一千元以下罚款。

3. 雇主可向法院起诉月嫂侵犯孩子的人身权利，申请民事赔偿。依照法律规定，月嫂抛扔孩子、让孩子吃自己的脚趾头等，这些做法都侵害了孩子作为独立个体的人身权利。如果构成故意伤害罪，也可申请附带民事赔偿。

案例四　黑心月嫂针扎宝宝

李女士产有一子，产后请月嫂照顾宝宝。宝宝在月嫂的照顾下，不哭不闹。一段时间后，李女士突然发现宝宝的身上有小块的淤青，询问月嫂原因，月嫂解释说给孩子泡奶的时候，宝宝自己不小心磕的。李女士也没在意。后来，李女士慢慢地发现孩子身上有小孔，并且李女士一回家，孩子就要妈妈抱，李女士以为是孩子想要亲近她。每天李女士要去上班，宝宝都哭闹不止，不让月嫂抱。李女士很奇怪，为什么宝宝会有这样的行为呢？一天中午，李女士临时回家有事，还没进门就听到了宝宝的哭声，李女士连忙打开门，却看到月嫂在用针扎小宝宝（见图 1-5）。李女士这才明白宝宝身上的小孔是怎么回事，她迅速报警，把月嫂交给警察处理。最终，月嫂受到了法律的制裁。

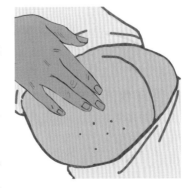

图 1-5　黑心月嫂针扎宝宝

问题 1：本案中月嫂涉嫌什么罪名？

问题 2：未成年人保护法是如何保护婴儿权利的？

案例五　孩子患病诉月嫂索赔3万元

吴先生与月嫂王姐签订入户服务合同,聘请王姐在月子期间照顾妻子和孩子,并约定因月嫂过失导致吴先生妻子和孩子受到人身损害或财产损失的,将为此承担相应的赔偿责任。合同签订后,吴先生向王姐支付了服务费1万元。护理期间,吴先生之子因病被送往医院救治,并被确诊为新生儿肺炎及轮状病毒肠炎。法院审理认为,根据吴先生提供的证据,可证明吴先生之子出生后身体状况良好,出院后由被告王姐进行日常护理,且王姐认可护理期间曾患感冒,结合鉴定意见书及病历所记载的孩子发病时间等信息,孩子生病与王姐在感冒的情况下仍密切接触孩子之间存在因果关系,其对此未尽到合理注意义务,故王姐对此负有一定责任。吴先生夫妇作为孩子父母和监护人,且与孩子共同生活,应对密切护理孩子的月嫂的健康状况予以适当关注,并视情况作出合理的应对。综上所述,最终判令王姐按照50%的责任比例赔偿医疗费、交通费等损失共计12500元,关于吴先生主张的精神抚慰金,因缺乏依据,不予支持。

问题1:孩子患病,照顾孩子的月嫂是否都该承担责任?

问题2:为避免风险,月嫂应该如何做?

第三节　职业安全防护常识

月嫂必须有职业安全防护意识,并熟练掌握安全防护措施,避免婴幼儿烫伤、触电、溺水、窒息等意外伤害的发生。

一、防窒息

案例六　防窒息

王某,26岁,宝宝出生21天,白天宝宝由婆婆帮忙照顾,晚上自己照顾。因为夜里经常要起来给宝宝喂奶、换尿片等,她的睡眠质量受到严重影响,精神上亦异常疲惫。一天夜里,王某半躺着给宝宝喂奶,没等宝宝吃好,她已经睡着了,等她醒过来,发现自己的乳房紧紧压着宝宝的口鼻,而宝宝已经没有了呼吸(见图1-6)……

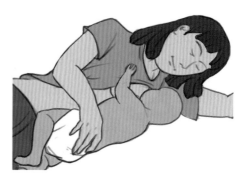

图1-6　卧位哺乳易致宝宝窒息

问题1:有哪些原因可以导致窒息?

问题2:如何防止窒息事件的发生?

（一）引起窒息的常见原因

1. 趴睡 新生儿即使是头偏向一侧趴睡,也可能出现口鼻被堵住的情况,因其双手无支撑能力,极易发生窒息。

2. 喂奶姿势不当 不正确的喂奶姿势会导致新生儿窒息,尤其是夜间卧位母乳喂养,如果乳房不小心压住新生儿的口鼻,容易发生窒息。

3. 与父母同睡 有的父母与新生儿同盖一床被子,当大人熟睡时,身体或者被子容易压住新生儿,造成其骨折或窒息。

4. 新生儿口鼻周围处有软性物品,如棉被、毛巾等,容易贴住口鼻,引起窒息。

（二）对策

1. 新生儿睡觉时可以采用侧卧位、仰卧位及俯卧位,趴睡时身边必须有人陪伴。

2. 月嫂要指导产妇尽量采取坐位哺乳,避免卧位哺乳。

3. 月嫂应当提醒父母为新生儿准备一张单独的婴儿床,新生儿床铺的垫被及盖被不宜太柔软、蓬松。盖被拉至新生儿肩部即可,保证露出口鼻,不需拉得过高,以免发生窒息。

4. 不要在婴儿床上放置软性物品,例如毛绒玩具、闲置毛毯、被褥、床帷等,以免盖住新生儿口鼻。

二、防烫伤

案例七 防烫伤

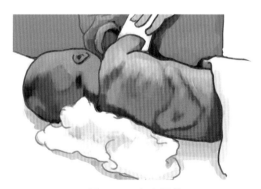

图1-7 宝宝烫伤

2013年,浙江省武义县某镇的胡先生带着一个多月大的宝宝,搭乘飞机前往北京看专家门诊。4月15日,才出生5天的宝宝,在事发医院洗澡时被水烫伤(见图1-7)。在浙江省儿童医院,宝宝被鉴定为新生儿浅二度烫伤,烫伤面积是4%。事发医院调查后认为:可能是喷头滴下来的余水烫伤的。宝宝被烫伤后,事发医院也在内部进行了调查和整顿。

问题1:哪些情况下新生儿容易被烫伤?

问题2:事故发生后,应采取哪些措施?

（一）引起烫伤的常见原因

1. 热水袋烫伤 热水袋未套上布套直接给新生儿使用或水温过高,可引起烫伤。

2. **洗澡烫伤**　宝宝洗澡时合适的水温为 38～42℃。洗澡时,先放冷水,再放热水调试,最好用水温表测量温度,这样较为准确。

3. **喂奶烫伤**　调好奶后,拧紧瓶盖,倾斜奶瓶,滴几滴奶液在手背上试温,感觉不烫即可,奶温过高易烫伤。

(二) 对策

1. 冬季睡觉,不要给新生儿使用电热毯,原则上也不必使用热水袋。如必须使用,要按正确的方法操作,具体如下:

(1) 检查热水袋有无破损、漏气;用水温计测量水温,调至50℃以内;打开塞子,放平热水袋,一手持热水袋口边缘,另一手慢慢灌入热水至热水袋的1/2～2/3满;将袋口慢慢放平,驱出袋内空气,再拧紧塞子,用布擦干热水袋表面的水;倒提并轻轻抖动热水袋,检查无漏水后装入布套内,放在新生儿包被外面。

(2) 随时观察局部皮肤变化,发现有潮红时,要停止使用,并在局部涂上凡士林以保护皮肤。

(3) 热水袋使用后将水倒净,倒挂晾干,往袋中吹少量气后拧紧塞子,存放阴凉处备用。

2. 洗澡时适宜的水温为 38～42℃。洗澡前要做到以下几点:

(1) 用水温计测水温。如无水温计,可用手肘测水温,感觉不凉、不烫即可。

(2) 使用澡盆洗澡时,先放凉水,后放热水,测水温并确定不烫后再把新生儿放入澡盆。

(3) 不要一手抱新生儿,一手拿热水壶。

3. 喂奶时的注意事项:

(1) 人工喂养时,用温水冲调奶粉,最适宜的温度是 40℃左右。

(2) 需要温奶时,可用专用温奶器,也可将奶瓶放在大热水杯里。

(3) 喝奶前,先滴几滴奶在手背处感受一下温度,确定不烫才能给新生儿喝。

(4) 先放下孩子再温奶,切记不要一手抱孩子一手拿热水壶倒热水温奶。

4. 家里热水器、开水壶应放在婴幼儿触摸不到的地方。

三、防溺水

案例八　阿姨拿浴巾的工夫,宝宝淹死在浴缸里

2017 年 2 月初,湖南省邵阳市月嫂朱某,通过中介受雇于邵阳市大祥区某小区一黄姓人家做月嫂,负责雇主的宝宝黄某某的生活照料。3 月 31 日 20时许,被告人朱某给宝宝洗完澡后,发现没有带浴巾,便将其单独置于澡盆内,自己前去卧室取浴巾,返回时发现宝宝已整个人滑出浴网掉入水中,她马上抱起宝宝并告知被害人祖母。在前往医院途中宝宝死亡。经鉴定:被害人黄某某符合溺水死亡。

问题1：新生儿溺水有哪些原因？

问题2：新生儿是否天生就是游泳家？该如何预防新生儿溺水的发生？

（一）引起溺水的常见原因

1. 大人离开，把新生儿单独留在洗澡盆，新生儿不慎整体滑入水中。

2. 在家或在泳池游泳时，游泳圈漏气或被新生儿扯下但未被及时发现。

（二）对策

1. 给新生儿洗澡或游泳时，必须有专人看守，视线绝对不能离开宝宝，即使有人敲门或有电话都暂时不要处理。

2. 做好游泳前物品准备及全程观察：

（1）准备合适的游泳圈，检查有无破损、气体量是否合适，给新生儿戴上后要固定牢固。

（2）泳池水深约60厘米，保证新生儿不触及泳池底部。

（3）在游泳过程中，观察游泳圈是否有漏气或被新生儿扯下等情况，如有，要马上抱新生儿出泳池，另换游泳圈或重新固定，再继续游泳。

（4）在游泳过程中，应严密观察新生儿反应及面色，一旦有异常立即停止游泳。

第四节　家庭火灾应急常识

火是人们日常生活中不可或缺的部分，但如果使用不当就会酿成火灾，给人们带来生命及财产的巨大损失。不恰当的燃气灶使用、电器使用、日用危险品使用等都是引起家庭火灾的重要因素。因此，月嫂学习如何拨打火警电话和熟知家庭火灾应急常识，是十分重要且必要的。

一、拨打"119"火警电话

拨打"119"电话报警时，口齿要清晰（见图1-8）。报警人要讲清楚以下几点：

1. 说清起火地点小区名称，具体到什么街、什么路、门牌号。

2. 说清起火部位、着火物资和火势大小，是否有人被围困。

3. 要留下报警人的姓名、电话号码，以便消防部门随时查询情况。

4. 报警时，要注意听消防部门的询问，正确、简洁地予以回答；待对方先挂断电话，再挂断自己的电话，随后到主要

图1-8　拨打"119"火警电话

路口迎接消防车辆(人员)并带路。

二、家庭火灾应急九法

1. 及时报警。火灾报警电话号码是"119",报警时要把报警人姓名、发生火灾的地址讲清楚,如有可能,最好派人到附近路口接车引路(见图1-9)。

2. 如火势不大,应该迅速采取应急措施,尽快设法扑灭初起小火,尽量延缓火势发展,以利于自救(见图1-10)。

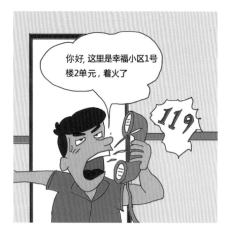

你好,这里是幸福小区1号楼2单元,着火了

119

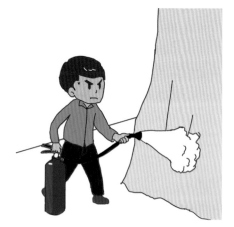

图1-9 火灾报警 　　　　　　　图1-10 使用灭火器灭火

3. 发生火灾时,应大声呼喊街坊邻居帮忙扑救,就近取用能发出较大音量的脸盆等物品猛击,以示险情(见图1-11)。

4. 要牢记"先救人,后救物"的原则,想方设法把困在火场里的人先救出来,优先撤离老弱病残和小孩,以免延误时间,造成大灾(见图1-12)。

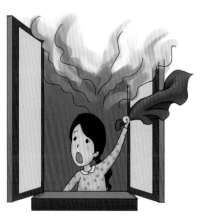

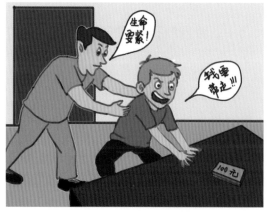

生命要紧!

我要拿走!!!

100元

图1-11 呼叫邻居帮忙 　　　　　　图1-12 先救人,后救物

5. 门窗被烟火包围,没有其他通道,千万不要直立行走,可用湿毛毯裹在身上,用湿毛巾捂住口鼻,低身或弯腰前行,直到安全地带(见图1-13)。

6. 身上的衣服被烧着时,要迅速脱下,避免身体被火烧伤;或立即卧倒,就地打滚(注意打滚速度不要太快),把身上的火压灭;或取浴巾浸湿后盖在身上扑灭火焰(见图1-14)。

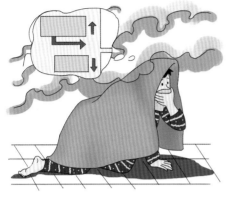
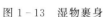

图1-13　湿物裹身

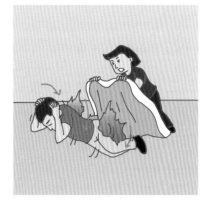

图1-14　湿物灭火

7. 楼房起火、无法从大门逃出时,可将床单、窗帘、衣服、皮带或绳子结成绳索,系牢后,抓住绳索往下滑到安全地带(见图1-15)。

8. 在被困人员逃生过程中,要竭力保持疏散通道畅通,往有安全出口和疏散指示标志的方向撤离,不要乘坐电梯。防止出现拥堵、聚堵现象,最大限度减少人员伤亡(见图1-16)。

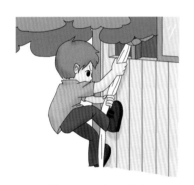

图1-15　绳索逃生

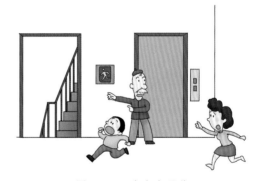

图1-16　走安全通道

9. 在无路逃生的情况下,应积极寻找暂时的避难场所,如卫生间、阳台,保护自己,择机再逃,或等待消防人员前来营救(见图1-17)。

📖知识链接

谨记火场逃生十个秘诀,掌握自救诀窍,把握最佳逃生时间。

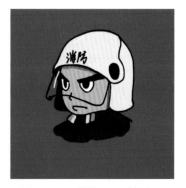

图1-17　等待"119"救援

1. 逃生预演,临危不惧　　　　　2. 熟悉环境,暗记出口

3. 通道出口,畅通无阻　　　　　4. 扑灭小火,惠及他人

5. 保持镇静,明辨方向,迅速撤离　6. 不入险境,不贪财物

7. 简易防护,蒙鼻匍匐　　　　　8. 善用通道,莫入电梯

9. 缓降逃生,绳索自救　　　　　10. 避难场所,固守待援。

三、家庭火灾隐患自查和预防

(一)厨房篇

1. 做饭时人不能离开,更不能长时间无人看管(见图1-18)。炖汤不宜过满,在沸腾时应调小炉火或打开锅盖,以防汤汁外溢熄灭火焰,造成燃气泄漏。

2. 不要随便让孩子玩打火机(见图1-19)。尽量不要让16周岁以下的孩子用燃气灶具煮食物(见图1-20)。

3. 要定期检查燃气灶具和输气胶管是否有老化、松脱现象及连接处是否漏气。

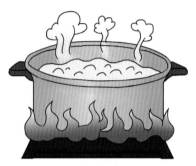

图1-18　火炉需专人看管

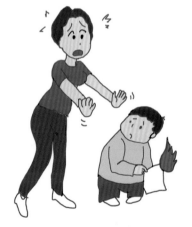

图1-19　阻止儿童玩火

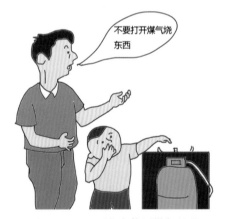

图1-20　阻止儿童使用燃气灶具

4. 定期清洗油烟机和灶具上的油污(见图1-21)。

5. 不能把毛巾、油漆等易燃物放在灶具旁边。

(二)卧室篇

1. 不要在床上吸烟(见图1-22)。烟头丢掉之前要彻底熄灭。

2. 电热毯最好平铺在木板床上,不能折叠;睡前30分钟预热,入睡时切断电源,连续加热最多不要超过2小时;新生儿不能使用电热毯。

3. 油汀、取暖器等要远离窗帘、床单、被子、木头家具等可燃物。

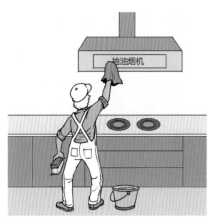
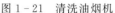

图 1-21　清洗油烟机

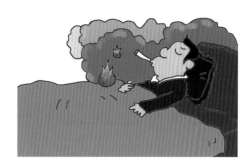

图 1-22　勿在床上吸烟

4. 睡觉时最好切断家中电源和气源。

（三）客厅篇

1. 避免两种或两种以上大功率电器同时使用一个多用插座（见图 1-23）。

2. 不私自乱拉乱接电线,不要在电视机、空调、电暖器等周围放置窗帘、书籍、地毯等可燃物品。

3. 手机充电满格就拔掉,一般充电时间以 3 小时左右为宜。

（四）卫生间篇

1. 使用电热水器时,不要边加热、边洗澡（见图 1-24）。如疑似漏电事故,千万不要直接用手去拉人,首先要切断电源（插头、电闸、开关）,再施救。

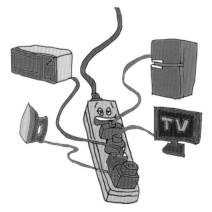

图 1-23　勿一插多用

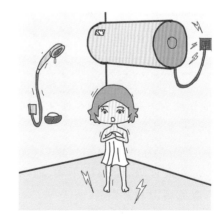

图 1-24　电热水器的安全使用

2. 使用小太阳时,要远离水,防止触电;小太阳放置在离人体或衣物 80 厘米以外的地方（见图 1-25）;给婴幼儿洗澡时要防止小太阳掉入澡盆。

3. 使用电吹风时间不宜过长,不能长时间对着单一地方吹热风;不要把工作中的电吹风置于沙发、床单等易燃物品上;电吹风用于烘干衣物时,离衣物距离 50 厘米以上（见图 1-26）。

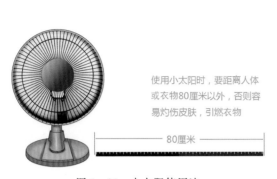

使用小太阳时，要距离人体或衣物80厘米以外，否则容易灼伤皮肤，引燃衣物

80厘米

图1-25　小太阳使用法

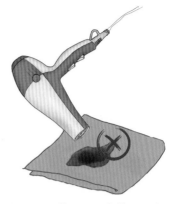

图1-26　禁止近距离使用电吹风

（五）过道阳台篇

1. 保持家中过道、阳台无杂物堆放。

2. 保持楼道、消防通道安全畅通，不占用消防通道(见图1-27、图1-28)。

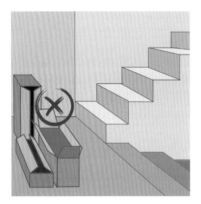

图1-27　安全通道勿堆放杂物

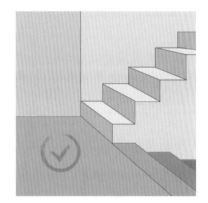

图1-28　保持安全通道畅通

3. 不能在公共走道、门厅、楼梯间停放电瓶车或为电瓶车充电(见图1-29)。

（六）易燃易爆品篇

1. 不要在家中存放烟花爆竹(见图1-30)；如要存放，要选择干燥、通风的位置，避免高温和潮湿。

2. 易燃易爆品不可存放在客厅、卧室等房间，要放在儿童不能够拿到的地方。

3. 易燃易爆品不要放在窗户下暴晒，更不要长时间放在汽车驾驶室或后备箱内，以防高温引起燃爆。

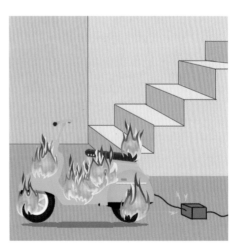

图1-29　电瓶车危险充电法

4. 勿乱燃放烟花爆竹(见图1-31)。

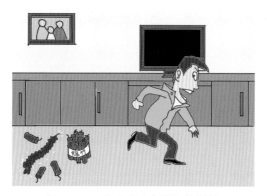

图1-30 勿在家中存放烟花爆竹

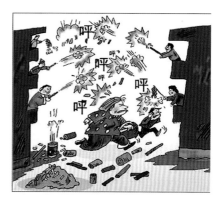

图1-31 勿乱燃放烟花爆竹

(七) 日用危险品篇

1. 日用危险品是指日常生活中常用的具有爆炸性、易燃性、毒害性、腐蚀性和放射性的物品,如指甲油、花露水、摩丝、酒精、染发水、火柴、气体或液体打火机、油漆、香水、杀虫剂等(见图1-32)。

2. 以上物品使用时如遇上火源,也会引起燃烧或爆炸。

3. 以上物品要存放在阴凉处,不要靠近火源或在太阳底下暴晒,要放在儿童拿不到的地方。夏天车内最好不要放置车载香水和花露水。

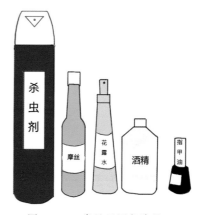

图1-32 常见日用危险品

附:家用电器使用年限(参照国际通行年限,见图1-33至图1-43)

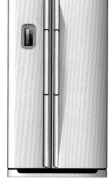

冰箱
使用期限
12~16年

图1-33 冰箱

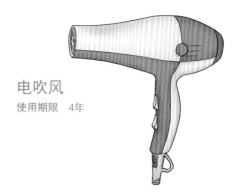

电吹风
使用期限 4年

图1-34 电吹风

电饭煲
使用期限 10年

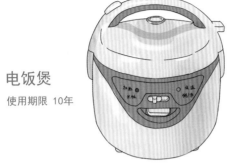

图1-35　电饭煲

电风扇
使用期限 10年

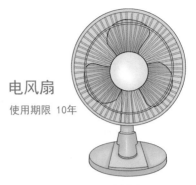

图1-36　电风扇

电脑
使用期限 6年

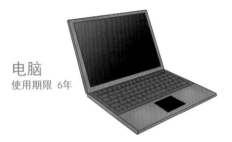

图1-37　电脑

电热毯
使用期限 6年

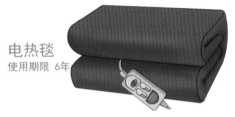

图1-38　电热毯

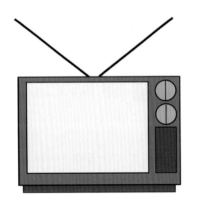

电视机
使用期限 8～10年

图1-39　电视机

空调
使用期限
8～10年

图1-40　空调

煤气灶
使用期限 8年

图1-41　煤气灶

微波炉
使用期限 10年

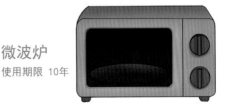

图1-42　微波炉

四、常用灭火器及使用方法

（一）灭火器的种类

1. ABC 干粉灭火器 适用于扑救石油及其产品、可燃气体、电器设施的初起火灾（见图 1-44）。

2. 二氧化碳灭火器 特点是灭火性能高、毒性低、腐蚀性小、灭火后不留痕迹，使用比较方便。用来扑灭图书、档案、贵重设备、精密仪器、600 伏以下电气设备及油类的初起火灾和煤气、天然气、物体带电燃烧的火灾（见图 1-45）。

3. 泡沫灭火器 适用于扑救汽油、煤油、柴油和木材等引起的火灾（见图 1-46）。

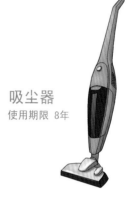

吸尘器
使用期限 8年

图 1-43 吸尘器

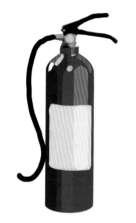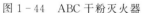
图 1-44 ABC 干粉灭火器

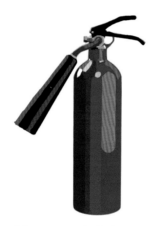
图 1-45 二氧化碳灭火器

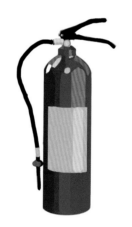
图 1-46 泡沫灭火器

（二）灭火器的使用方法

1. 从消防箱内取下灭火器（见图 1-47）。

2. 提起灭火器，拔出保险销，取出拉环（见图 1-48）。

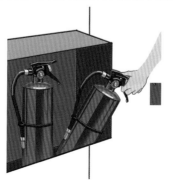
图 1-47 取下灭火器

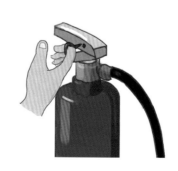
图 1-48 拔出保险销

3.灭火器喷头朝下,用力压直手柄(见图1-49)。

4.对准火焰根部扫射(用灭火器进行灭火的最佳位置是距离起火点3～5米的上风或侧风位置)(见图1-50)。

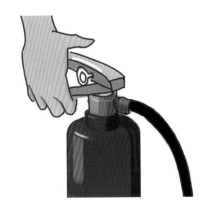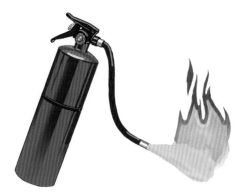

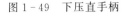

图1-49 下压直手柄　　　　　　　　　　图1-50 扫射火焰根部

思考题

1.烧菜时,油锅着火了怎么办?

参考答案:(1)迅速关闭燃气阀门。

(2)巧用身边工具灭火,如湿布、锅盖、切好的蔬菜等。

(3)使用干粉灭火器灭火。在用干粉灭火器扑救油锅火灾时,注意喷出的干粉应对着锅壁喷射,不能直接冲击油面,防止将油冲出油锅,造成火灾二次蔓延。

(4)灭火后应将油锅移离加热炉灶,防止复燃。

(5)寻求帮助,如果火势已经不可控,赶紧拨打"119"报警。

2.家庭可常备哪些物品用于防火?

参考答案:家庭要做到有效防火,应备好以下四样东西:一个家用灭火器,一根绳子,一只手电筒及一只简易防烟面具(见图1-51、图1-52、图1-53、图1-54)。任何大火,开始时总是小火,如果备好了灭火器,就可将它及时扑灭。当小火成了大火,就必须考虑逃生,如果家中有一根又长又粗的绳子,就可将绳子系在大橱或窗框上,沿着绳子攀援而下。夜间失火,电路烧坏后,屋内一片漆黑,这时需要有一只手电筒照明。火场的烟雾是有毒的,如果家中备有一只防烟面具,就能抵御有毒烟雾的侵袭。

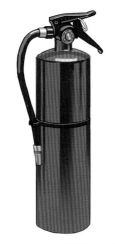

图1-51　家用灭火器

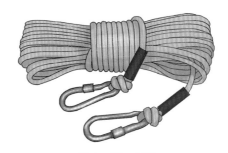

图1-52　绳子

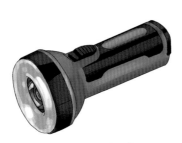

图1-53　手电筒

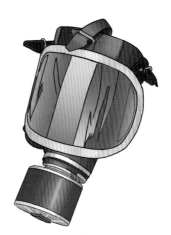

图1-54　简易防烟面具

第五节　职业礼仪

礼仪是人际交往中恰到好处地向别人表达尊重的具体形式,涉及仪容、仪表、仪态、言行举止等,是一个人内在修养和素质的外在表现。礼仪是人际交往中适用的一种艺术、一种交际方式。当一个人恭敬而不懂礼时,看上去就是懦弱和讨好;当一个人谨慎而不懂礼时,看上去就是畏缩和拘谨;当一个人勇敢而不懂礼时,看上去就是莽撞和粗鲁;当一个人直率而不懂礼时,常常会伤害别人。因此,作为服务行业工作人员的月嫂,规范系统地学习服务礼仪,不仅可以树立良好的服务形象,还可以练习受雇主欢迎的服务规范和技巧,这样在服务过程中更能赢得雇主的理解、好感和信任。

一、微笑的作用和练习法

(一)微笑的作用

微笑在服务场合始终传递着积极、温暖、友好的信息。微笑不单是一个表情,在服务中它能够起到举足轻重的作用(见图1-55)。

1.微笑可以传递美好的信息。

2.微笑是产生信息的重要途径。

3.微笑是重要的服务技能。

(二)微笑的练习

常见的微笑训练方法有以下两种:

1.食指训练法　将双手半握空心拳后,把两根食指伸出呈倒八字形,放于嘴角处,双手食指平行向前延伸10厘米,然后双手食指向左向右同时一

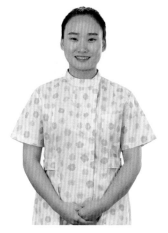

图1-55　标准的微笑

格一格打开,面部表情也从面无表情、一点点微笑、再多一点、更多了,直到第五格时,呈现最灿烂的微笑。如此反复练习。

2.筷子练习法　首先准备一根筷子,用两颗门牙轻轻咬住筷子的中部,对着镜子观察,尽力让自己上翘的嘴角高于筷子,使嘴角尽力上翘。也可用拇指抵住下巴,两根食指向上推动嘴角,露出上排八颗牙齿,然后保持面部表情,咬住筷子,发出"一"的声音,让微笑的表情保持几秒。

二、仪态礼仪

(一)站姿

不同的场合,不同的环境,挺拔的站姿会给人留下自信、真诚的印象。因此,服务人员的站姿一定要大方得体。

1.站姿动作要领　身体站正、收腹挺胸、腰背挺直,两肩自然打开下沉,头要摆正,双目平视,面带微笑,微收下颌,双臂自然下垂,两腿尽量并拢(见图1-56)。

2.月嫂站姿

(1)交流站姿　收腹挺胸站立,双臂自然下垂,双手虎口相交叠放于脐下三指,右手在前,左手在后,手掌尽量舒展,两手成自然的弧度,不能僵硬地重叠放在一起(否则看上去会很做作、刻意),手指伸直但不要翘指,这样的站姿会给人一种有专业素养的感觉(见图1-57)。

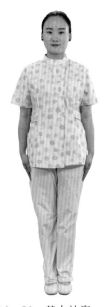

图1-56　基本站姿

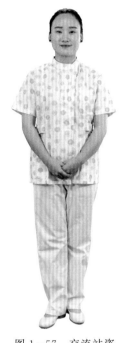 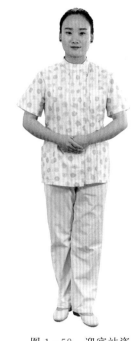

图1-57 交流站姿　　　　　　图1-58 迎宾站姿

（2）迎宾站姿　收腹挺胸站立，右手轻握左手放在脐眼处，手指可自然弯曲，这样的站姿看上去比较轻松自然，但又不过分随意。站姿中脚的姿势有：①"八字步"；②"丁字步"；③"3/4步"。"丁字步"拍照时显得比较漂亮。服务场合大多采用"八字步"，自然又规范（见图1-58）。

3.注意事项

（1）不能背靠在墙壁或桌子旁；

（2）任何时候女性都不能双腿分开站立；

（3）在站立的过程中不能抖腿或晃动上体；

（4）减少不必要的小动作（摆弄衣角，抚摩发梢等）；

（5）站立的时候不能驼背含胸。

（二）坐姿

坐姿礼仪讲究的是不同场合适用不同的坐姿，服务人员的坐姿主要是给雇主大方、端庄、受尊重的感觉。

1.坐姿动作要领　双腿和膝盖并拢，腰背挺直，双手自然叠放在一条腿的中间；背部直立，不能完全倚靠在椅背上，坐满椅面的1/2或2/3即可。

具体入座法如下：

（1）从座位左侧入座（见图1-59）；

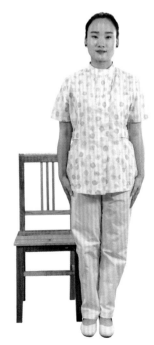

图1-59 坐姿第一步

（2）右脚向右跨一小步（见图 1-60）；

（3）右腿向后退半步，感知到椅子的位置（见图 1-61）；

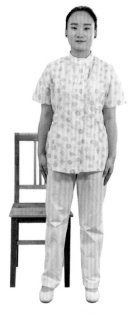 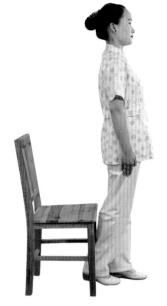

图 1-60　坐姿第二步　　　　　　　图 1-61　坐姿第三步

（4）用右手手背拂裙（裤）（见图 1-62）；

（5）坐下把双手放在任意一侧腿上，动作轻盈而协调（见图 1-63）；着裙装时切忌外露大腿。站起来的时候也是从左侧开始。

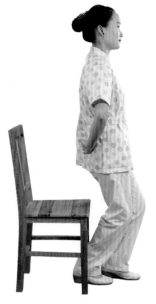 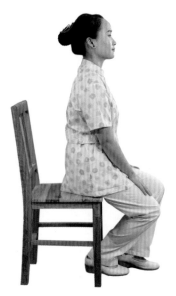

图 1-62　坐姿第四步　　　　　　　图 1-63　坐姿第五步

2. 常见坐姿

（1）正位坐姿　正位坐姿适合大多数场合，具体坐法是身体的重心垂直向下，双腿并拢，大腿和小腿成 90°角，双手虎口相交轻握放在左腿，挺胸收腹，腰背挺直，面带微笑（见图 1-64）。

（2）双腿斜放式坐姿　入座后，双腿并拢，大腿和小腿成小于等于 90°角，平行斜放于一侧，双手虎口相交轻握放在腿上，如果双腿斜放于左侧，手就放在左腿上，如果双腿斜放于右侧，手就放在右腿上，挺胸收腹，腰背挺直，面带微笑（见图 1-65）。

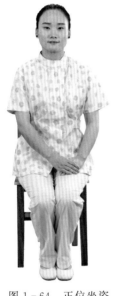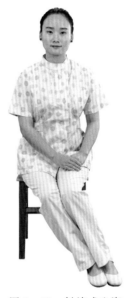

图 1-64　正位坐姿　　　　　图 1-65　斜放式坐姿

（3）双腿交叉式坐姿　入座后，双腿并拢，大腿和小腿成小于等于 90°角，平行斜放于一侧后，双脚在脚踝处交叉，双手虎口相交轻握放在腿上，如果双腿斜放于左侧，手就放在左腿上，如果双腿斜放于右侧，手就放在右腿上，挺胸收腹，腰背挺直，面带微笑（见图 1-66）。

（4）前伸后屈式坐姿　入座后，双膝并拢，左脚前伸、右脚后屈，或右脚前伸、左脚后屈，双手虎口相交轻握放在右腿上，更换脚位时手可不必更换，挺胸收腹，腰背挺直，面带微笑（见图 1-67）。

3. 坐姿注意事项

（1）坐椅子的 1/2 或 2/3 能够体现对雇主的尊重。

（2）坐着的时候不能有太多的小动作。

（3）掌握入座规则："左进左出"。

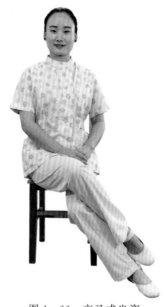

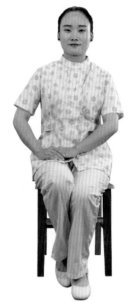

图1-66 交叉式坐姿   图1-67 前伸后屈式坐姿

(三) 蹲姿

1. **蹲姿动作要领** 蹲时左脚在前,右脚稍后,两脚平行,两腿靠紧向下蹲。左脚全脚着地,小腿基本垂直于地面,右脚脚跟提起,脚尖着地(见图1-68)。右膝低于左膝,右膝内侧靠于左小腿内侧,形成左膝高、右膝低的姿势,臀部向下,基本上以右腿支撑身体。

2. **蹲姿练习方法** 蹲姿的练习方法是在站姿的基础上,右脚后退一小步,两腿靠紧下蹲,保持腰背挺直,左腿高右腿低,再将左手放在左腿上,右手拾取地上的物品,然后小腿和脚用力平稳起身。如果物品在身体左侧,则在站姿的基础上,左脚后退一小步,两腿靠紧下蹲,保持脊背挺直,右腿高左腿低,再将右手放在右腿上,左手拾取地上的物品,然后小腿和脚用力平稳起身。

3. **蹲姿礼仪**

(1) 蹲下的进候,目光要先有所示意,千万不要突然蹲下,令对方不知所措。下蹲不能生硬,"蹲"的过程是职业行为的体现。

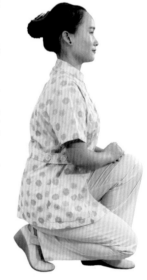

图1-68 标准蹲姿

(2) 如果是捡拾物品,就要站在需要拿取物品的旁边,然后屈膝下蹲,物品在哪一侧就将哪一侧的腿放低,用这边的手去捡物品,另一侧的手放在同侧的膝盖上。但捡物品时不要低头弓背,下蹲要保持腰部的控制力,不弓腰,保持好身体的重心,臀部不能向上翘起防止走光,避免不雅造型(见图1-69)。

（3）高低蹲姿两腿要尽力并紧,下蹲时要避免双腿面向对方,采取侧向对方的角度。

（4）由蹲姿变为站姿时,不要用手撑着大腿站起,给人以疲惫拖沓的印象。

（5）因拾取物品等情况下蹲,待完成后要尽快起身,蹲在地上休息是不可取的。

（6）如果是与人交谈或沟通,时间较长则可以采用单膝点地式,也就是单跪式蹲姿。

（四）服务手势

语言交流技巧很重要,但肢体语言、表情语言等无声语言更能打动人心。手势是在服务场合常用的一种姿态,能够传情达意。

1. 手势的作用　指示方向,沟通交流,提升形象,辅助语言表达。

2. 手势的分类

（1）前摆式　五指并拢,手掌伸直,由身体一侧自下而上抬起,以肩关节为轴,到腰的高度再向身正前方摆去,小臂摆到距身体 15 厘米,并不超过躯干的位置时停止,面带微笑(见图 1-70)。

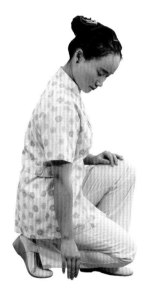

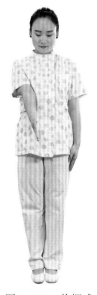

图 1-69　拾取物品　　　　　图 1-70　前摆式

（2）斜摆式　将右手先从身体的一侧抬起,到高于腰部后,再向右侧上提,使大小臂成一斜线,指尖指向具体方向和位置,手指伸直并拢,手、手腕与小臂成一直线,掌心略微倾斜(见图 1-71)。

（3）横摆式　五指并拢,手掌自然伸直,手心向上,肘微弯曲,手掌、手腕和小臂成一条直线。开始做手势时将右臂从腹部之前抬起,以肘为轴向一旁摆出到腰部。头部和上身向伸出手的一侧倾斜。另一只手自然下垂,手指伸直注视宾客,面带微笑,表现出对宾客的尊重和欢迎(见图 1-72)。

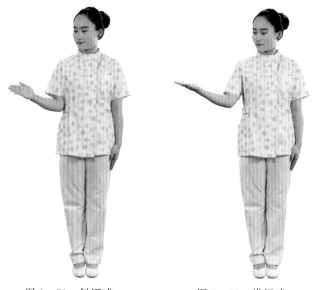

图 1-71　斜摆式　　　　　　图 1-72　横摆式

（4）直臂式　将右手自身前举起,右手手指并拢,掌伸直,屈肘从身前抬起,向指引的方向摆去,摆到略高于肩部时停止,肘关节基本伸直(见图 1-73)。

3. 递、接物品的手势

（1）基本原则　在递送物品时,要用双手递送,并且身体主动向前稳妥地递送到对方手中。递送的物品要方便对方拿取,把尖头或是不便于接拿的一端朝向自己,将方便接拿的一端朝向对方,确保其可以顺利、方便地接拿。接拿雇主递过来的物品时,应主动上前,稳妥接拿,姿态稳妥不轻浮,并且使用双手接物最为规范(见图 1-74)。

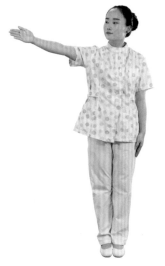
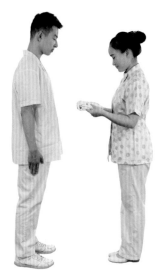

图 1-73　直臂式　　　　　　图 1-74　递交物品

（2）具体要求 递送文件或单据给雇主时，用双手递交，具体方式是拇指在上、四指在下稳妥捏拿住文件，注意用目光示意，而后面带微笑递送到对方手里。需要对方签字或重点阅读某个部分，应使用前伸式手势指示给对方，并用语言准确表达需对方配合的事项（见图1－75）。

递送零碎物品给雇主时，不能直接递给雇主，应把散碎小物品放在纸上或是可承载的物品上双手递给雇主。

三、沟通礼仪

为雇主服务的根本目的是为雇主带来愉快而美好的服务感受，要使自己成为受欢迎的人，就要掌握与雇主沟通的原则与方法。

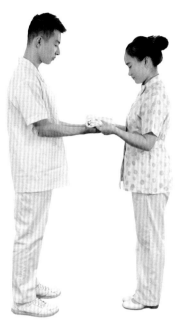

图1－75 双手接物品

（一）"三A原则"

"三A原则"是商务沟通礼仪的根本，是由美国学者布吉尼教授提出来的。

"三A原则"是三个以A开头的英语单词组成的，其中文意思就是"接受别人（accept）""重视别人（appreciate）""赞美别人（admire）"。

1.接受对方 要想做好服务工作，首先要理解雇主的情绪，用宽容、豁达的胸怀及良好的态度设身处地地为雇主考虑。真正受欢迎的服务人员一定是严于律己、宽以待人的人，而若要打动人心，就必须言行一致、真心诚意。

2.重视对方 重视雇主。尊重他人就是尊重自己。是否被人尊重，首先取决于自己。

3.赞美对方 赞美是发自内心的，赞美也是有技巧的，赞美时要注意使用礼貌用语：您好、请、谢谢、对不起、再见。

（1）要有诚恳的态度和真挚的情感。

（2）有针对性 与雇主交往之初，要尽量寻找和发现雇主的优点和长处，给予基于事实的赞美。赞美的语言不要频繁和过多，一两句言之有理的赞美就足以打动雇主。

（3）细致具体 最不被人喜欢的赞美是那种空洞无物的赞美，因此要善于发现雇主身上最微小、最不起眼的优点，这样的赞美反而给雇主以惊喜。

（4）选择时机 不是所有好听的话不择时机地说出来都会让人开心，要做到时机分寸拿捏得恰到好处。

(二)月嫂的沟通礼仪

月嫂吃住在雇主家里,每天都要与雇主的家庭成员打交道,这就要求月嫂要有良好的人际沟通能力。学会与家庭成员友好相处,在工作中做到以诚相待,善于与他人协作完成任务,以取得雇主的信赖和配合。

1.善于沟通,不说长道短　矛盾的产生,往往是缺乏沟通造成的,雇主和月嫂之间的沟通显得尤为重要。沟通的六大要素包括微笑、心灵沟通、目光交流、真诚表达、聆听、记录(见图1-76)。只有多加沟通,才能知道雇主对自己的工作要求,对自己的工作是否满意,以便及时改进自己的不足之处。了解雇主在生活习惯上有无特殊要求,避免不必要的误会。对雇主家里的事情不加以评价,不说长道短。

沟通的六大要素

微笑　　心灵沟通　　目光交流

真诚表达　　聆听　　记录

图1-76　沟通的六大要素

2.招待客人,不喧宾夺主

(1)主人和客人交谈时　①注意回避,不要在旁聆听,无处回避时,可在室内做份内工作,注意轻手轻脚,尽量不要发出大的响声;②保持安静,如果小孩子不听话或是吵闹,要将小孩带开;③如果主人不在家,要适当同客人寒暄聊天,并酌情准备点心、饮料,同时联系主人,不要敞开话题同客人聊,应注意对方身份,尽量让客人说,不要太冷场(此处最好提前咨询主人,尊重主人的习惯)。

(2)有朋友或亲戚前来投宿时　①周到待客,主动将客人随身携带的物品接过来放在合适的地方,或者告诉客人放在何处;②若来访者是老人或长辈,要热情接待,搀扶相迎;③在准备饭菜前,了解一下客人的生活习惯、口味、爱好、禁忌等,做好事先安排;④送客时将客人送到门口,看到客人完全消失后再返回关门;⑤在家庭聚会或客人来访时,不宜谈论和询问对方的家庭收入和个人薪资问题;随同主人去别人家做客时也不宜讨论和询问对方的家庭收入和个人薪资问题。

四、倾听技巧

有效倾听雇主的建议才能使服务符合雇主的期待。

倾听是有技巧的,常见的技巧如下:

1.露出真诚的微笑。笑容能够鼓励说话者,并且能激发他的表达欲望。

2.准备聆听的姿态。如果一边做事一边听雇主讲话,对雇主是一种极大的不礼貌。所以,准备聆听的姿态包括心理方面和必要物品的准备,如需要记录时,要准备好纸、笔等。

3. **身体适当地前倾。**在交流时将身体略微前倾,可以营造出友好的交流氛围,雇主受到这种积极的行为暗示,表达也会更加流畅。

4. **随声附和的音调。**想要雇主知道服务人员在认真倾听,就需要做出适当的回应,比如随声附和:"是这样,嗯,好的,是是。"

5. **热情友好的目光。**雇主在表达时,需要注视雇主,并用热情友好的目光。

6. **配合适当的点头。**点头意味着听明白了,听到了。在交流时,点头是一种礼貌,只是向雇主表达你在倾听,并不会左右对事情的判断。

五、介绍礼仪

(一) 什么时候要自我介绍

自我介绍的场合一般都是有陌生或不熟悉的人在场,介绍自己以方便大家认识,如应聘月嫂工作时、和月嫂家人见面时等,需要自我介绍以显示对雇主及家人的重视和尊重。在为雇主服务之前介绍一下自己也是很有必要的,以方便雇主需要服务时及时呼叫自己。及时的自我介绍也是一种体贴和友好的态度。

(二) 介绍的顺序

自我介绍应遵循一个原则:尊者有优先知情权。长者和年轻人见面,年轻人要主动向长者介绍自己,接下来长者再做自我介绍的回应。在服务场合,服务人员应先向雇主介绍自己,以便于交流。

(三) 介绍的内容

介绍内容要尽量规范、全面,挑选对方感兴趣、想了解的内容做口头介绍。语言简洁、内容全面。养成长话短说的自我介绍习惯,时间以半分钟为宜。

(四) 介绍结束语

最后,要说一下结束语。介绍完自己的简单情况后一定要说一句"很高兴认识你""很高兴能为你们服务"之类的结束语。结束语有两个含义:一是表达结识对方的愉快心情;二是给对方一个暗示,我已经介绍完我自己了,你们可以说话了。

因此,一个完整有礼貌的介绍至少有两个内容:自己的姓名和结束语。

第二章 新生儿护理

新生命的诞生给每个家庭带来无比的欢乐,同时也给年轻的父母带来一份责任:如何照顾新生儿? 如何应对在新生儿护理过程中遇到的各种问题? 这些问题是每个新生儿家庭都会面临的新难题。要想解决这些难题,家庭成员及月嫂就要了解正常新生儿特征,熟悉新生儿生活护理和专业护理知识,掌握新生儿常用护理技术,从而满足新生儿对爱和安全的需要,促进新生儿与亲人的身心交流,促进新生儿健康成长。

第一节 正常新生儿特征

一、新生儿分类

新生儿是指从出生后脐带结扎到出生后满 28 天内的婴儿。新生儿分类有根据胎龄、出生体重、出生体重和胎龄的关系等多种方法。

(一)根据胎龄分类

1. 足月儿 指胎龄满 37 周至未满 42 周的新生儿。

2. 早产儿 指胎龄未满 37 周的新生儿。

3. 过期产儿 指胎龄满 42 周及以上的新生儿。

(二)根据出生体重分类

1. 正常出生体重儿(NBW) 出生体重在 2500~4000 克的新生儿。

2. 低出生体重儿(LBW) 1500 克≤出生体重<2500 克。

3. 极低出生体重儿(VLBW) 1000 克≤出生体重<1500 克。

4. 超低出生体重儿(ELBW) 出生体重不足 1000 克。

5. 巨大儿 出生体重超过 4000 克。

(三)根据出生体重和胎龄的关系分类

1. 适于胎龄儿(AGA) 指出生体重在同胎龄儿平均体重的第 10~90 百分位之间的新生儿。

2. 小于胎龄儿(SGA) 指在同胎龄儿平均体重的第 10 百分位以下的新生儿。

3. 大于胎龄儿(LGA) 指在同胎龄儿平均体重的第 90 百分位以上的新生儿。

(四) 根据出生后周龄分类

1. 早期新生儿 出生后 1 周以内的新生儿。

2. 晚期新生儿 出生后第 2 周至第 4 周末的新生儿。

(五) 高危新生儿

高危新生儿指已发生或可能发生危重情况而需要监护的新生儿。常见于以下情况：

1. 母亲有异常妊娠史 母亲有糖尿病、妊娠期高血压、先兆子痫、感染、阴道流血，母亲为 Rh 阴性血型，过去有死胎、死产等。

2. 异常分娩 难产、急产、手术产、产程延长、分娩过程中使用镇静剂和止痛药物等。

3. 出生时有异常的新生儿 早产儿、小于胎龄儿、巨大儿、多胎儿、窒息、宫内感染及各种先天畸形等。

二、正常足月新生儿与早产儿的特点

正常足月儿是指出生时胎龄满 37～42 周、出生时体重在 2500 克以上、无畸形或疾病的活产新生儿。早产儿又称未成熟儿，是指胎龄不足 37 周的新生儿。

(一) 外观特点

不同胎龄的正常足月儿与早产儿在外观上各具特点，见表 2-1。

表 2-1 正常足月儿与早产儿的外观特点

项目	足月儿	早产儿
皮肤	红润、皮下脂肪丰满、毳毛少	绛红、皮下脂肪少、水肿、毳毛多
头发	分条清楚、有光泽	短而软、呈细绒状
耳郭	软骨发育好、耳郭成形、直挺	软、缺乏软骨、耳舟不清楚
乳腺	结节>4 毫米，平均 7 毫米	无结节或结节<4 毫米
指(趾)甲	达到或超过指(趾)端	未达指(趾)端
足纹	足纹遍及整个足底	足底纹理少
外生殖器	男婴睾丸已降至阴囊；女婴大阴唇遮盖小阴唇	男婴睾丸未降或未全降；女婴大阴唇不遮盖小阴唇

(二) 生理特点

1. 呼吸系统 新生儿呼吸频率较快，40～45 次/分，肋间肌弱，胸廓运动较浅，呼吸主要靠膈肌的升降，呈腹式呼吸。早产儿呼吸中枢发育不成熟，调节功能差，表现为呼吸浅快不规则，可出现呼吸暂停[呼吸停止时间>20 秒，伴心率减慢(<100 次/分),并出现青紫]。由于缺少肺泡表面活性物质,所以易发生呼吸窘迫综合征。

2.**消化系统** 新生儿的胃呈水平位,贲门括约肌发育差,幽门括约肌发育较好,易发生溢乳和呕吐。早产儿吸吮能力较弱,吞咽功能差,贲门括约肌松弛,更易引起溢乳、呛奶而导致窒息。胎粪一般在 12 小时内排出,呈墨绿色,若 24 小时未排便应排除消化道畸形。

3.**循环系统** 新生儿出生后血液循环动力学发生很大变化:①胎盘—脐血循环终止;②肺循环阻力降低;③卵圆孔、动脉导管功能性关闭。心率波动较大,为 100~160 次/分,平均为 120~140 次/分,血压平均为 70/50 毫米汞柱。早产儿心率偏快,血压较低,部分可伴动脉导管开放,常在出生后 3~5 天闻及心脏杂音,易引起充血性心力衰竭。

4.**泌尿系统** 新生儿一般出生后 24 小时内开始排尿,1 周内每日排尿可达 20 次。足月儿肾稀释功能尚可,但肾小球滤过率较低,浓缩能力差,故不能迅速有效地处理过多的水和溶质,易容易脱水或出现水肿症状。早产儿肾浓缩功能更差,肾小管对醛固酮反应低下,排钠分数高,易出现低钠血症,葡萄糖阈低,易发生糖尿。

5.**神经系统** 足月儿出生时已具有原始的神经反射,如觅食反射、吸吮反射、拥抱和握持反射。由于锥体束发育不成熟,正常足月儿也可出现凯尔尼格征(Kernig 征)、巴彬斯基征(Babinski 征)和佛斯特征(Chvostek 征)阳性。早产儿神经系统功能与胎龄关系较大,胎龄越小,神经系统发育越不完善,各种原始反射越难引出或反射不完整。

6.**体温调节** 新生儿体温调节中枢尚不完善,皮下脂肪薄,体表面积相对较大,容易散热。新生儿所处的环境温度要适宜,若室温过高,进水少及散热不足,可使体温升高,发生脱水热;室温过低时则可引起体温低下或硬肿症。早产儿棕色脂肪含量少,更易发生低体温;汗腺发育不良,缺乏寒冷发抖反应,在高温环境中更易引起体温升高。

7.**能量和体液代谢** 新生儿总热能的需要量为 100~120 千卡/千克。其体液总量占体重的 65%~75%,每日液体需要量为:出生第 1 天 60~80 毫升/千克,以后每日增加 20 毫升/千克,直至每日达到 150~180 毫升/千克;钠、钾每日需要量各 1~2 毫摩尔/千克。早产儿吸吮力弱,消化功能差,每日能量需要较足月儿低,水的需要量相对较大。

(三)常见的几种特殊生理状态

1.**生理性黄疸** 参见"黄疸护理"部分。

2.**生理性体重下降** 新生儿出生数日内,由于进食少、水分丢失较多、胎粪排出,导致体重下降,但一般不超过 10%,10 天左右恢复到出生时体重。

3.**乳腺肿大和假月经** 新生儿出生后 3~5 天均可有乳腺增大,如蚕豆或核桃大小,2～3周消退,切忌挤压,以防感染。部分女婴出生后 5～7 天可见阴道少量流血或白色分泌物,可持续 1 周。上述现象均为来自母体的雌激素中断所致。

4."马牙"和"螳螂嘴" 新生儿上腭中线和齿龈切缘上常有黄白色小斑点,俗称"马牙",是上皮细胞堆积或黏液腺分泌物积留所致,于生后数周至数月自行消失。新生儿面颊部有脂肪垫,俗称"螳螂嘴",对吸乳有利,不应挑割,以免发生感染。

5.新生儿红斑 出生后 1～2 天头部、躯干及四肢有大小不等的多形性斑丘疹,1～2 天后自然消失。

6.粟粒疹 粟粒疹是指新生儿出生后 3 周内,因皮脂腺功能发育未完全成熟,可在鼻尖、鼻翼、颜面部形成小米粒大小、黄白色皮疹,脱皮后自然消失,一般不必处理。

第二节 新生儿生活护理

新生儿离开母体进入独立的生活环境,各器官需要进一步完善,生理功能也需要进行有利于生存的重大调整。此时新生儿对外界的适应能力还很差,非常娇嫩,一不小心很容易发生疾病或意外伤害,所以在日常生活护理中必须细心、科学、合理。因此,本节将重点介绍常用的新生儿生活护理知识,如皮肤护理、口腔护理、保护性隔离等。

一、皮肤护理

(一) 臀红

1.定义 臀红,俗称"尿不湿疹",是婴儿臀部皮肤长期受尿液、粪便及尿不湿的刺激、摩擦或局部湿热,如用塑料膜、橡胶布等覆盖,引起皮肤潮红、溃破甚至糜烂及表皮剥脱的症状,故又称尿不湿皮炎。臀红多发生于外生殖器、会阴及臀部,若皮损则易发生感染。

2.预防

(1) 保持臀部清洁干燥,勤换尿布。

(2) 腹泻患儿应勤洗臀部,涂油保护。

(3) 勿用塑料布直接包裹患儿臀部。

(4) 应选用质地柔软、吸水性强的棉织品作尿布。

(5) 当洗涤尿布时应漂净肥皂沫。

3.护理 保持臀部皮肤清洁、干燥,减轻患儿疼痛,促进受损皮肤康复。

(二) 新生儿湿疹

新生儿湿疹也叫"胎毒""奶癣",是婴儿时期常见的一种皮肤病,属于变态反应性疾病,以在 1～3 个月大的婴儿中最为多见。婴儿湿疹、婴儿特异性皮炎和婴儿脂溢性皮炎等疾病的很多症状都相似，所以婴儿的皮肤上一旦出现了红斑丘疹，还是要及时到医院就诊，以免一律按照婴儿湿疹处理而贻误了病情。

（三）热疹

婴儿热疹，又称痱子，多发生在夏季。热疹一般出现在婴儿的颜面、颈部、肩部、肘窝、腹股沟、腋窝等部位，是婴儿的汗腺功能尚未发育成熟而引起的。预防热疹的方法有：

1. 保持室内通风、凉爽，以减少出汗和利于汗液蒸发。

2. 衣着宜宽大，便于汗液蒸发。

3. 经常保持皮肤清洁干燥，常用干毛巾擦汗或用温水勤洗澡，及时更换潮湿衣服。

4. 热疹发生后，避免搔抓，防止继发感染。

二、口腔护理

正常新生儿无须进行口腔护理，只需喂奶后擦净口唇、嘴角、颌下的奶渍，保持皮肤黏膜干净清爽即可，如患了口腔炎症或其他口腔疾病则需做口腔护理。较常见的口腔病变为鹅口疮，又名雪口病，为白色念珠菌感染所致，多见于新生儿及营养不良、腹泻、长期应用广谱抗生素或激素的患儿。新生儿口腔疾病多由产道感染或因哺乳时奶头不洁及使用被污染的乳具感染引起。口腔黏膜表面覆盖白色或灰白色乳凝块样小点或小片状物，可逐渐融合成片，周围无炎症反应，不易拭去，若强行擦拭剥落后，局部黏膜可有出血。最常见于颊黏膜，其次是舌、牙龈、上腭，甚至蔓延到咽部，患处不红、不痛、不流涎，一般不影响吃奶，无全身症状，重者可伴有低热，拒食，吞咽困难。

（一）预防措施

1. 注意观察口腔。经常观察口腔，区别鹅口疮和奶瓣。

2. 母乳喂养前应用温水清洗乳头；乳妈应经常洗澡、换内衣、剪指甲，每次抱孩子时要先洗手。

3. 人工喂养的奶具一定要清洗干净后煮沸消毒。

4. 新生儿必须用药时应避免滥用抗生素；产妇在分娩前应尽早治疗真菌性阴道炎，并做好新生儿卫生，改善营养，增强抵抗力。

（二）护理措施

1. 保持口腔清洁，用 2% 碳酸氢钠溶液清洁口腔。

2. 用制霉菌素 10 万单位/次，加水 1～2 毫升涂患处。

三、大小便护理

观察大小便性状是判断新生儿是否健康的一个重要方法，如何辨别新生

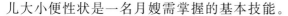

儿大小便性状是一名月嫂需掌握的基本技能。

（一）大便状况的辨别

在正常情况下，新生儿出生后 24 小时内排出胎便。胎便是墨绿色黏稠的粪便，内含有胎儿时期的肠黏液腺分泌物、脱落的上皮细胞、毳毛、皮脂、胆汁等。如果新生儿出生 24 小时后尚无大便排出，应该请医生检查是否患有先天性消化道畸形。可以通过观察新生儿的大便，了解母乳的质量，也可以得知新生儿母亲的营养是否适当，以便调整饮食结构及科学哺乳。

1．若新生儿的大便呈黄色，且粪与水分开，大便次数增多，说明新生儿消化不良，提示母乳中含糖分太多，因为糖分过度发酵使新生儿出现肠胀气、大便多泡沫、酸味重。

2．当母乳中蛋白质过多时，新生儿的大便有硬结块，臭味特别重。

3．当母乳喂养不足时，大便色绿、量少且次数多，新生儿常因饥饿而多哭闹。

4．当发生肠道感染时，大便稀薄，或为水样便，或为黏液脓血便，有腥臭味。

（二）小便状况的辨别

新生儿可在分娩中或出生后立即排小便，尿液色黄透明，开始量较少，一周后排尿次数增多，每日可达 20 余次。如果新生儿出生后 12 小时尚无小便排出，应该请医生检查是否患有先天性泌尿道畸形。

四、保护性隔离

1．新生儿所处室温保持在 18～22℃，相对湿度保持在 55%～65%，床单位整洁、平整、干爽。

2．做好日常清洁消毒工作。地板、家具、床架等均要湿式打扫。

3．接触护理新生儿前后要用流水洗手。

4．减少亲朋好友探视。

5．当母亲患传染病时，应暂停直接喂奶，可吸出母乳经消毒后喂给。月嫂如有皮肤病或其他传染病时，不应接触新生儿；如有感冒，禁止入新生儿病室内。

6．人工喂养时新生儿奶具、用具要求每天消毒。

7．加强皮肤护理，每日沐浴一次，保持皮肤皱褶处清洁、干燥；每次大便后清洗臀部，并涂以 10% 鞣酸软膏或已消毒油剂。勤换尿不湿，防止臀红。

第三节　新生儿专业护理

新生儿从宫内依赖母体生存到出生后离开母体适应宫外环境，需经历身体各系统解剖和功能上的巨大变化。由于新生儿各器官和组织发育不成熟，调节功能差,此期发病率和死亡率都较高,尤其在生后 1 周内新生儿死亡人数占新生儿总死亡人数的 70%。护理人员及年轻的父母除了要学会观察小儿的一般情况如面色、呼吸、哭声、吸吮力、皮肤及大小便等情况外,还需了解有无皮肤、脐部及口腔异常,黄疸消长情况,常见疾病防治及护理等方面的知识,以便能及时发现异常情况,早期处理,早期治疗,以利于新生儿健康成长。

一、脐部护理

(一)日常的脐带清洁

在正常情况下,结扎后的脐带残端一般需要经过 3～7 天才能脱落,有的需要 10 余天才能干燥脱落。因此,在这个阶段应该保持脐带部位的干燥和清洁,避免沾染尿液或洗澡水弄湿脐部,男婴更要注意防止尿到脐带上。

1.脐带脱落前的处理

(1)消毒清洗　每天使用蘸有 75% 酒精的消毒棉棒清洁脐部两次。

(2)清洁脐部的方法　每天洗澡后擦干身体,包括脐周;一手拇指和食指将脐部周围的皮肤撑开暴露脐部,一手用消毒酒精棉棒,从脐带根部由内向外呈螺旋状向四周擦拭,直径约 5 厘米。

2.脐带脱落后的处理

脐带脱落后,脐带根部仍可以有少量黏性分泌物,或者局部有些湿润,可用 75% 酒精消毒棉棒继续清洁脐部。清洁脐部的方法和上面的相同,清洁后应该使局部干燥。

(二)脐带异常情况的分辨

当脐部发生轻度炎症时,脐部有少量黏液或脓性分泌物。重度炎症时脐周围皮肤发红或发硬,甚至出现脐部脓肿,伴有臭味。轻者,新生儿可以没有全身症状;重者,可以伴有发热、哭闹、呕吐、食欲不佳、精神状态不好等症状。

(三)脐带炎症的预防和护理

1.脐炎的预防

(1)新生儿衣裤的选择　选择质地柔软的衣裤,减少局部摩擦。

(2)新生儿洗澡后涂爽身粉时,应注意不要落到脐部,以免长期刺激形成慢性脐炎。

(3)可以用 75% 酒精擦脐部,每日 2～3 次。不要用脐带粉和龙胆紫。

(4)尿不湿的使用时间不宜过长,避免尿湿后污染脐部。

2.脐炎的护理

(1)轻度炎症　局部用 3% 过氧化氢和 75% 酒精从脐根部由内向外环形清洗消毒,彻底消除脐部感染,每日 3 次。

(2)重度炎症　应积极送到医院就治,遵医嘱使用抗生素。

二、发热护理

（一）一般护理

1. 环境　保持室内安静,空气清新、流通,防止对流风。维持室温在 18～22℃,相对湿度在 60％左右。

2. 饮食　鼓励新生儿多饮水,少食多餐。

3. 皮肤护理　汗湿的衣服需及时更换并清洁皮肤;衣被厚薄、松紧要适当,为增加散热,不宜保暖过度;同时加强口腔护理。

（二）对症护理

1. 降温　①密切观察体温变化,每 4 小时监测一次体温;若超高热或有热性惊厥病史者须 1～2 小时测量一次,观察热型及伴随症状;体温超过 38.5℃时给予物理降温,如头部冷敷、腋下及腹股沟处置冰袋、温水擦浴等。②若物理降温效果不佳(新生儿发热只用物理降温,不用药物降温)或体温超过 39℃时给予药物降温,采取降温措施 30 分钟后需要再次测量体温,并做好记录,观察疗效及有无副作用。

2. 密切观察体温变化,警惕高热惊厥的发生。密切观察有无惊厥先兆,尤其有高热惊厥史的患儿,如高热患儿出现兴奋、烦躁、惊跳等惊厥先兆,应立即处理。

3. 注意观察患儿的精神状况、食欲,并经常检查口腔黏膜及皮肤有无皮疹等。如食欲好、玩耍如常,则提示预后较好。如高热持续不退、精神差、嗜睡、烦躁、面色苍白等应警惕并发症的发生,需及时报告并送医院医治。

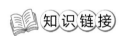 知识链接

体温计使用

（一）体温计使用和消毒

1. 水银体温计的消毒

（1）水银体温计使用后,全部浸泡于盛有消毒液(70％酒精、1％过氧乙酸或 1％消毒灵)的容器内,5 分钟后取出,用冷开水冲洗后,将体温计的水银柱甩至 35℃以下,再放入另一盛有消毒液的容器内浸泡,30 分钟后取出,用冷开水冲洗,擦干后存放于清洁的容器内备用。

（2）口表、腋表、肛表应分别消毒、清洗与存放。

（3）消毒液和冷开水须每日更换,盛放的容器应每周消毒一次。

2. 非触式电子体温计的消毒

外部脏污:用干净软布蘸水擦拭脏污处,然后用医用酒精擦拭,注意水或酒精不要太多,以免流入内部造成产品损坏。内部脏污:当发现玻璃镜表面

脏污时,用95%酒精擦拭镜片表面。注意:不能使用75%酒精擦拭镜片表面,否则会残留下水痕;也不能使用其他化学消毒剂擦拭,否则会对镜片造成损坏。

(二)测量体温

1.肛温测量法

(1)协助新生儿取侧卧、俯卧或屈膝仰卧位,露出臀部,同时注意抓牢新生儿双脚。

(2)润滑肛表水银端,将其轻轻插入肛门3~4厘米。

(3)3分钟后取出。

(4)用卫生纸擦净肛门处。体温计取出后,用消毒纱布擦净,准确读数,将体温计甩至35℃以下,放到消毒液容器内消毒,记录体温值;整理床单位,协助新生儿取舒适体位。

2.测腋温

(1)协助新生儿解开衣扣,擦干腋窝汗液,将体温计水银端放于腋窝深处,使之紧贴皮肤。

(2)协助新生儿屈臂过胸夹紧体温计,不能合作的新生儿应协助其夹紧手臂。

(3)10分钟后取出。

(三)正常体温

1.肛测法:正常体温为36.5~37.7℃,超出37.7℃则为发热。38.5℃以下是低热,38.5~39.5℃是中等热,39.5℃以上是高热。

2.腋测法:正常体温为36.0~37.5℃,超出37.5℃则为发热。38℃以下是低热,38~39℃是中等热,39℃以上是高热。

(四)体温测量注意事项

1.手甩体温计时要用腕部力量,勿触及他物,以防撞碎。切忌把体温计放入热水中清洗或放在沸水中煮,以防爆裂。

2.选择合适的体温测量方法:①凡消瘦不能夹紧体温计、腋下出汗较多者,以及腋下有炎症、创伤或手术的新生儿不宜采用腋下测温法;②凡行直肠或肛门手术、腹泻的新生儿不宜采用直肠测温法。

3.腋窝局部冷热敷后应间隔30分钟再测量腋温;灌肠、坐浴后须间隔30分钟后方可经直肠测温。

4.凡给新生儿测体温时应有专人看护,以免发生意外。

5.如发现体温与病情不相符合,应重新测量。

三、呼吸道感染护理

上呼吸道感染(俗称"感冒")有90%是由病毒引起的,气候改变、空气污浊、居室拥挤及护理不当等常可诱发本病。反复上呼吸道感染影响新生儿的生长发育,降低免疫力,还可能诱发哮喘、肾炎、心肌炎等病;经常大量用药会不同程度地损害新生儿的肝肾功能。

1. 休息和营养　俗话说"三分治七分养",要让新生儿多喝水、多休息。多喝水,用以补充发烧消耗的体液,促进毒素的排出;食欲不好或呕吐,可以适当增加吃奶次数,每次量可少一些。

2. 环境　保持室内安静,空气清新、流通,防止对流风。维持室温在18～22℃,相对湿度在60%左右。衣被厚薄、松紧要适当,为增加散热,不宜保暖过度。

3. 皮肤护理　及时更换被汗弄湿的衣服并清洁皮肤,加强口腔护理。

四、腹泻护理

新生儿腹泻又称新生儿消化不良,是新生儿期最常见的胃肠道疾病。新生儿免疫功能差,尤其是肠道的局部免疫能力更低;另外,新生儿消化系统和其他系统功能的调节机制也比较差。因此,新生儿易发生消化功能紊乱,同时也易患感染性腹泻。轻症患者表现为单纯的胃肠道症状,拉稀便一日5次至10余次,可伴有低热、吸奶差、呕吐、精神不振、轻度腹胀、哭闹、唇干、前囟门凹陷等现象;严重时大便呈稀水样,排便可增加到10～20次/日,还伴有高热、呕吐、尿少、嗜睡,甚至出现手足凉、皮肤发花、呼吸深长、口唇樱红色等情况,家长千万不要大意,需要送到医院输液抢救。

(一) 预防护理

1. 不洁的人工喂养是造成感染性腹泻的主要原因。因此,提倡母乳喂养,母乳喂养不但能帮助新生儿远离腹泻隐患,还能增强新生儿对各种病菌的抵抗力。但需注意,母乳喂养的妈妈在喂奶前一定要先清洁乳房,洗净双手。

2. 人工喂养时奶具在使用前和使用后都必须严格消毒,如煮沸消毒。对于家中任何可能接触到新生儿的人,包括爸妈、家人及月嫂等,都必须非常注意个人卫生,做到勤洗手、勤消毒。当自己身体不适时更要远离新生儿。

(二) 一般护理

1. 保持清洁,勤换尿布,保持皮肤清洁干燥。每次大便后,宜用温水清洗臀部及会阴部,可以局部涂以护臀油以防臀红。呕吐频繁患儿应侧卧,防止呕吐误吸引起窒息。喂食要耐心,准确记录摄入量。

2. 细心观察病情,每天均应观察记录粪便的次数、颜色、性状、气味及混杂物质等。详细观察全身症状,注意有无腹胀、精神萎靡等。

3. 准确测量体重,每隔2～3日定期测量1次,直到病情好转为止。

(三) 控制腹泻次数,预防继续失水

1. 饮食管理　调整饮食、继续进食是必要的治疗与护理措施。根据病情适当调整饮食,以减轻胃肠道负担。需由少到多,逐渐过渡到正常饮食。对乳糖不耐受者,应限制糖摄入量。

2. 严密观察病情 注意大便的变化,观察记录大便次数、颜色、性状、量,及时送检,并注意采集黏液脓血部分。

3. 控制感染 严格无菌观念,严格消毒隔离,食具、衣物、尿不湿应专用,护理患儿前后认真洗手,防止交叉感染。

五、黄疸护理

黄疸是新生儿最常见的症状之一,足月儿有 50%、早产儿有 80% 的概率会出现黄疸。新生儿黄疸分为生理性黄疸与病理性黄疸,生理性黄疸是正常现象。

(一)生理性黄疸

新生儿在出生 2 天后,肉眼就可以看出皮肤有点黄,在 4～5 天时到达高峰,大多经 7～10 天后就会消失,一般情况良好,黄疸指数(血清胆红素值)足月儿一般不超过 205 微摩尔/升、早产儿不超过 256 微摩尔/升属正常范围,此黄疸即为生理性黄疸。

(二)病理性黄疸

病理性黄疸可以有以下情况:

1. 黄疸出现得早,生后 24 小时内即出现黄疸。

2. 黄疸程度重,呈金黄色或黄疸遍及全身,手心、足底亦有较明显的黄疸或血清胆红素浓度＞205～256 微摩尔/升。

3. 黄疸持久,出生 2～3 周后黄疸仍持续不退甚至加深,或减轻后又加深。

4. 伴有贫血或大便颜色变淡的新生儿。

5. 有体温不正常、食欲不佳、呕吐等表现的新生儿。

发生病理性黄疸时应引起重视,因为它常是疾病的一种表现,应寻找病因。当血清胆红素浓度达到一定程度时,会通过血脑屏障损害脑细胞(常称胆红素脑病),引起死亡或出现脑性瘫痪、智能障碍等后遗症。所以一旦怀疑新生儿有病理性黄疸,应立即就诊。

(三)新生儿黄疸的家庭护理

1. 母乳喂养 母乳喂养在新生儿黄疸护理中至关重要,通过增加母乳喂养量及频率,促进粪便(尤其胎粪)的排出,从而使新生儿体内血清胆红素浓度逐渐下降,黄疸症状逐渐改善。

2. 游泳 水的导热性比空气大,人在水中活动比在陆地上活动能量消耗大,肠蠕动增强,有利于黄疸消退。

3. 抚触 抚触可增加迷走神经的兴奋性,促进胰岛素、胃泌素的分泌,胃泌素能刺激肠蠕动,抚触顺肠蠕动方向进行,从而促进了胃的排空和胎便的排出,血清胆红素从肠道的排除增加,从而有效减少新生儿黄疸的发生概率。

4. 日光浴　日光浴是利用非结合胆红素在太阳光的作用下转化为异构型水溶性胆红素的原理,每天可适量进行日光浴,从而利于血清胆红素浓度的降低和黄疸的消退。

5. 人工通便法　用开塞露并辅以手指机械性刺激婴儿肛门,可促使大便排出。

6. 中医中药治疗　中医中药对于新生儿黄疸的治疗有较多的应用。

7. 西药治疗　口服肠道益生菌如双歧杆菌、乳酸菌等制剂,可改变肠道内环境,对减轻黄疸有一定的辅助作用。

六、预防接种

预防接种是指有针对性地将生物制品接种到人体中,提高易感者的特异免疫力。预防接种又称人工免疫,是预防、控制和消灭相应传染病发生的关键措施。我国明确规定:中华人民共和国境内的任何人均应按照有关规定接受预防接种。按照我国卫生健康委员会的规定:婴儿必须在 1 岁内完成卡介苗、脊髓灰质炎三型混合疫苗、百日咳、白喉、破伤风类毒素混合制剂、麻疹减毒活疫苗和乙型肝炎病毒疫苗等 7 种疫苗的接种。此外,根据流行地区和季节进行乙型脑炎疫苗、流行性脑脊髓膜炎疫苗、风疹疫苗、流感疫苗、腮腺炎疫苗、甲型肝炎病毒疫苗等的接种。新生儿期可接种的疫苗为乙肝疫苗和卡介苗 2 种。

(一) 接种程序

1. 乙肝疫苗　接种 3 剂次,出生时、1 月龄、6 月龄各接种 1 剂次。

2. 卡介苗　接种 1 剂次,出生时接种。

(二) 接种禁忌证

1. 乙肝疫苗接种禁忌证　①发热、患急性或慢性严重疾病者;②对酵母成分过敏者。

2. 卡介苗接种禁忌证　一般无绝对禁忌证,除非新生儿伴有免疫缺陷病,或因恶性疾病而致免疫应答反应抑制,或使用皮质激素者。

3. 相对禁忌证

(1) 早产、难产、伴有明显先天性畸形的新生儿;或有明显临床症状的分娩创伤儿。

(2) 发热,体温>37.5℃。

(3) 顽固性呕吐及显著消化不良、腹泻。

(4) 急性传染病,心、肝、肾等慢性疾病,严重皮肤病。

(5) 神经系统疾病及对预防接种有过敏史者。

（三）不良反应

由于疫苗本身固有的特性及个体差异等因素,婴儿预防接种后可能会发生不良反应,需要仔细观察并及时与医院联系,以便及时处理,避免延误。

1. 乙肝疫苗接种后很少有不良反应,极少数人可有注射局部疼痛、红肿或中、低度发热,一般不需特殊处理,可自行缓解,必要时可对症治疗。

2. 卡介苗接种后 2～3 周,接种部位会出现红肿浸润、小硬节,中间逐渐软化,形成白色小脓疱,并有少量脓性分泌物溢出,一般 8～12 周后结痂。要保持注射部位清洁,避免沾水,不要碰破痂皮,让其自然脱落,形成瘢痕。如遇局部淋巴结肿大软化形成脓疱,应及时诊治。

第四节　新生儿常用护理技术

项目一　人工喂养

一、目的

当母亲因各种原因不能喂哺新生儿时,可选用新生儿配方奶粉喂养,以满足新生儿对各种营养素的需求。

二、操作重点强调

1. 选择合适的喂奶时间、次数和量。
2. 根据新生儿每日需要量,进行奶粉的配制。
3. 给新生儿喂奶时,应选择正确的人工喂养姿势。
4. 对新生儿呛奶进行正确处理。

三、用物准备

奶瓶、奶嘴、奶瓶刷、奶瓶专用清洁剂、消毒锅(蒸汽锅、微波炉)、奶瓶夹、奶瓶晾置架、新生儿配方奶。

四、操作流程

（一）奶粉的选择

建议选择新生儿配方奶粉,其将全脂奶粉经改变成分使之接近人乳,适合于喂养新生儿。

（二）奶粉的冲调

1. 准备开水,将水凉至 50～60℃备用(见图 2－1)。

2.洗净双手,取已消毒过的奶瓶,将备用的温开水倒至所需奶量的刻度位置(见图2-2)。

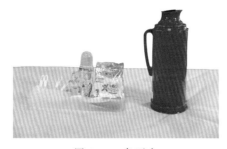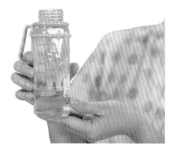

图2-1　备开水　　　　　　　　　　图2-2　倒温开水

3.打开新生儿配方奶粉,按照说明书,用奶粉里附带的量匙取合适奶粉加入奶瓶中(见图2-3)。

4.套上奶嘴,旋紧盖子,轻轻摇晃奶瓶,使奶粉充分溶解(见图2-4)。

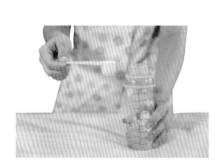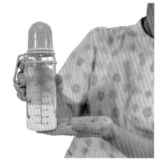

图2-3　加奶粉　　　　　　　　　　图2-4　摇匀奶粉

(三) 选择喂奶姿势

人工喂养有以下3种方式可以选择:

1.斜抱位(见图2-5)。

2.半卧位(见图2-6)。

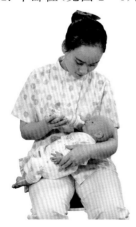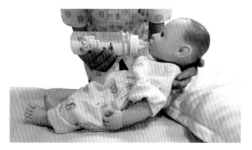

图2-5　斜抱位　　　　　　　　　　图2-6　半卧位

3.坐位(见图 2-7)。

（四）正确喂奶

1.检查奶水温度(见图 2-8)。

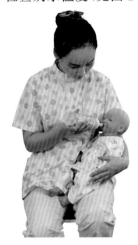

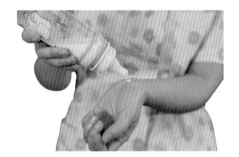

图 2-7 坐位　　　　　　　　图 2-8 测温度

2.稍微松开奶盖,允许空气进入,补充吸奶后奶瓶内减小的气压。

3.诱发吸吮反射(见图 2-9)。

4.喂哺时,持奶瓶呈斜位,使奶嘴及奶瓶的前半部分充满乳汁,预防空气吸入(见图 2-10)。

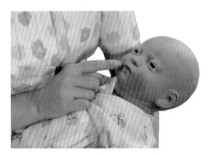

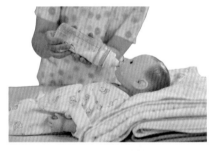

图 2-9 诱发吸吮反射　　　　　　图 2-10 喂奶

5.喂奶后,轻轻而果断地移去奶瓶。

（五）奶具的消毒处理

对于新生儿,每次喂奶后均需消毒奶具。对于稍大儿,建议每 3 天消毒奶具一次,平时喂奶前用开水烫一下。奶具的消毒处理包括清洗、消毒、晾干、组装四个步骤。

1.奶具清洗

（1）倒掉残余奶液,用清水冲洗奶瓶内、外壁。

（2）用奶瓶刷清理奶瓶内壁、瓶颈和螺旋的奶瓣(可选择使用奶瓶专用清洁剂)(见图 2-11)。

（3）将奶嘴反过来,用专用奶嘴刷清洗奶嘴(见图 2-12)。

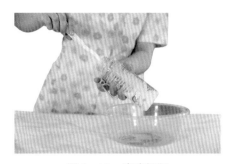
图 2-11　清洁奶瓶

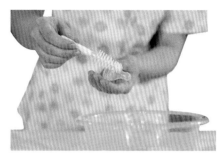
图 2-12　清洁奶嘴

（4）再次用清水冲洗奶瓶和奶嘴。

2.奶具消毒

（1）煮沸消毒：最常用，把玻璃奶瓶（塑胶奶瓶在水开 5～10 分钟后再放入）放入煮锅内，加入没过奶瓶的水，大火烧开后继续煮 5～10 分钟，然后放入奶嘴等塑胶制品，盖上锅盖继续煮 3～5 分钟关火（见图 2-13）。

（2）蒸汽消毒：将彻底清洗的奶瓶、奶嘴、瓶盖口朝下放入蒸汽锅内，蒸 5 分钟左右即可（见图 2-14）；

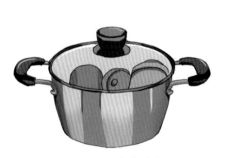
图 2-13　煮沸消毒

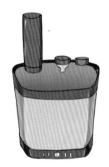
图 2-14　蒸汽消毒

（3）微波炉消毒：向适合用微波炉加热的奶瓶（奶头及连接盖不可用微波炉消毒）内加满水，打开高火 10 分钟即可（见图 2-15）。

3.晾干奶具

将消毒好的奶瓶、奶嘴用消毒过的奶瓶夹取出来，放置在晾置架上，让其自然晾干（见图 2-16）。

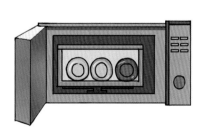
图 2-15　微波消毒

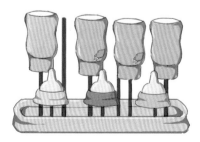
图 2-16　晾干奶具

4.组装奶具

晾干后的奶瓶、奶嘴要组装好,盖好奶瓶盖子,防止被灰尘、细菌污染(见图2-17)。

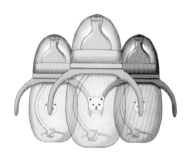

图2-17 组装奶具

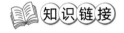知识链接

一、喂奶后拍嗝

根据婴儿年龄可采用以下3种拍嗝方式:

1.俯卧位拍嗝(见图2-18),该方法比较适合新生儿。

2.竖抱位拍嗝(见图2-19),该方法比较适合新生儿和稍微大点的婴儿。

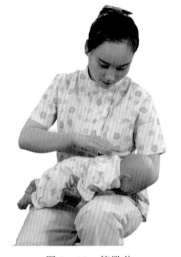

图2-18 俯卧位

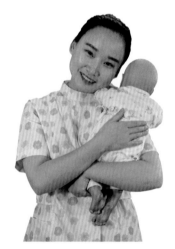

图2-19 竖抱位

3.坐位拍嗝(见图2-20),该方法比较适合大婴儿。

二、呛奶的处理

轻微呛奶新生儿会自己调整呼吸及吞咽动作,不会吸入气管,只要密切观察新生儿的呼吸状况及肤色即可;严重呛奶需要按照以下方式处理。

1.体位摆放

(1)若新生儿饱腹平躺时发生呕吐,则迅速将新生儿侧卧,脸侧向一边(见图2-21)。

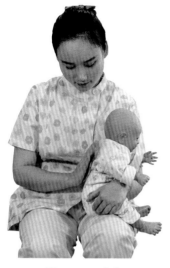

图 2-20　坐位

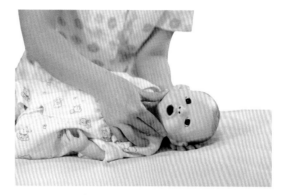

图 2-21　饱腹时取侧卧位

（2）若新生儿吃奶之初咽奶过急发生呛奶窒息（胃内空虚），应将其俯卧在抢救者腿上，上身前倾 45°~60°角（见图 2-22）。

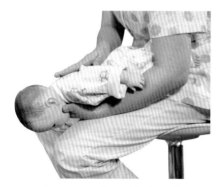

图 2-22　饥饿时取俯卧位

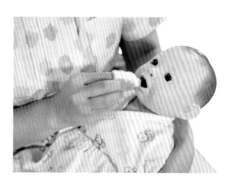

图 2-23　清除口腔异物

2.清除异物

将手帕缠在手指上，清除口腔异物，用小棉花棒清理鼻孔（见图 2-23、图 2-24）。

3.刺激反应

（1）新生儿出现呼吸困难时，让其俯卧在床上，用力拍打背部四五次，使新生儿将奶水咳出来（见图 2-25）。

（2）若无用，马上弹击新生儿脚底板，刺激新生儿反应，让新生儿恢复呼吸（见图 2-26）。

4.辅助呼吸（见图 2-27）。

一旦出现严重呛奶导致呼吸困难，要及时送医。

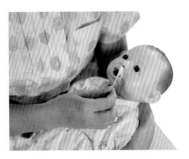

图 2-24　清除鼻腔异物

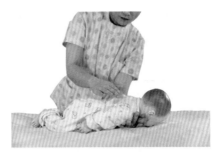

图 2-25　拍背部

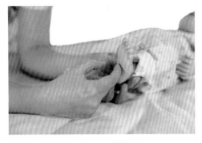

图 2-26　弹脚底

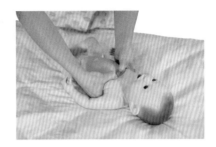

图 2-27　辅助呼吸

三、添加辅食指导

人工喂养儿应该最早从满 4 个月开始添加辅食；母乳喂养婴儿应从满 6 个月开始添加辅食。辅食种类如图 2-28 所示。辅食的添加遵照循序渐进的

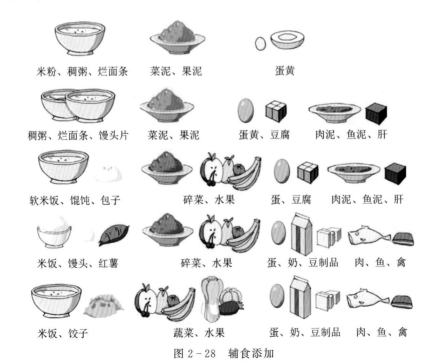

米粉、稠粥、烂面条	菜泥、果泥	蛋黄	
稠粥、烂面条、馒头片	菜泥、果泥	蛋黄、豆腐	肉泥、鱼泥、肝
软米饭、馄饨、包子	碎菜、水果	蛋、豆腐	肉泥、鱼泥、肝
米饭、馒头、红薯	碎菜、水果	蛋、奶、豆制品	肉、鱼、禽
米饭、饺子	蔬菜、水果	蛋、奶、豆制品	肉、鱼、禽

图 2-28　辅食添加

原则:①从少到多;②由稀到稠,即从流质开始到半流质,再到固体;③由细到粗,即从泥状食物到末状食物,到碎状食物,到固体食物,再到普食;④由一种到多种,即婴儿习惯一种食物后,再引入另外一种;⑤当天气炎热或婴儿患病时,应暂缓添加新的食物。

1.6 个月　按需母乳喂养,并开始添加辅食,2 次/天,2～3 勺/次,以泥状食物为主。

2.7～9 个月　按需母乳喂养,添加辅食 3 次/天,2/3 碗/次,以沫状食物为主。

3.10～12 个月　继续母乳喂养,3 次正餐+1 次加餐/天,3/4 碗/次,以碎状食物为主。

4.1～2 岁　继续母乳喂养,3 次正餐+2 次加餐/天,1 碗/次,以碎状和固体食物为主。

5.2 岁以后　可断母乳喂养,3 次正餐+1 次加餐/天,1 碗/次,食普食。

五、操作注意事项

1. 选择合适的奶嘴　奶嘴软硬度与奶嘴孔大小应合适,喝水时选择圆孔奶嘴,喝奶时选择十字孔奶嘴。

2. 奶量　出生 1 周内 30～45 毫升/次,2 周内 45～60 毫升/次,半个月以上 75～100 毫升/次,每隔 3 小时左右喂养一次;个别婴儿奶量视消化功能和需要而定;婴儿足月后,应按需喂养。

3. 清洁消毒　配奶和喂奶前均应洗净双手,若无冷藏条件,奶液要现配现喂;若有冷藏条件,配制好的奶液应在 12 小时内饮用,从冰箱内取出后,应先用温奶器加温再食用。

4. 调整奶量　在初次配乳后,根据新生儿食欲、体重和粪便性状,随时调整乳量。吃奶后婴儿精神活泼,能安静入睡 3～4 小时,体重增长在 0.5 千克/月以上,说明奶量够;如果婴儿吃奶后吵闹,伴吸吮动作,说明奶量不足,需增加奶量。

‖ 思考题 ‖───────────────────────────────

人工喂养婴儿需要补水吗,怎么补?

参考答案: 人工喂养婴儿容易发生便秘,需要补充一定量水分。婴儿每日液体需要量是每千克体重 150 毫升,包含配制奶粉时的水量;补水尽量安排在两次喂奶之间,以免影响婴儿的食量;其次,喂奶后再饮水,可以帮助婴儿清洁口腔。

项目二　穿脱衣服

一、目的

照顾者在安全环境中学会新生儿穿脱衣服技巧,保护新生儿皮肤,维持体温恒定。

二、操作重点强调

新生儿皮肤娇嫩、四肢柔软,身体各系统尚未发育成熟,在穿脱衣服时动作一定要轻柔,以免造成损伤。

三、用物准备

婴儿床、纯棉的小儿衣裤。

四、操作流程

(一)穿衣服

1.准备　携带用物至婴儿床旁,将胸前开口的婴儿衣打开,平放在婴儿床上(见图2-29)。

2.穿上衣

(1)让新生儿平躺在衣服中间(见图2-30)。

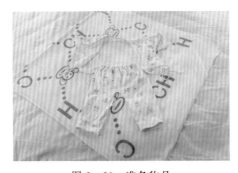
图 2-29　准备物品

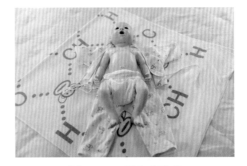
图 2-30　新生儿准备

(2)产妇将远侧衣袖卷成环状,一只手拿着环状的衣袖,另外一只手伸进衣袖,握住新生儿的拳头,轻轻将手臂拉出来(见图2-31)。

(3)再按照同样的方法给新生儿穿上近侧的衣袖,把穿好的上衣拉平,系上系带或者纽扣(见图2-32)。

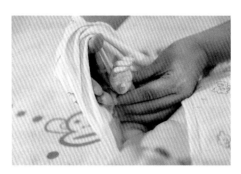

图 2 - 31　穿衣袖

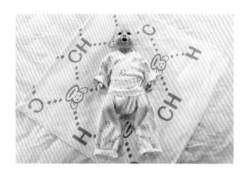

图 2 - 32　系衣带

3. 穿裤子

（1）产妇将远侧裤腿卷成环状，一只手拿着环状的裤腿，另外一只手伸进裤腿，握住新生儿的小脚丫，轻轻将小腿拉出来（见图 2 - 33）。

（2）再按照同样的方法给新生儿穿上近侧的裤腿（见图 2 - 34），将裤子往上提，然后轻轻拉平即可（见图 2 - 35）。

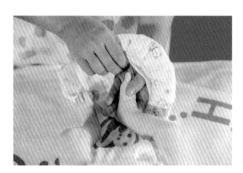

图 2 - 33　穿裤腿（远侧）

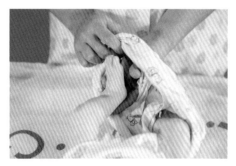

图 2 - 34　穿裤腿（近侧）

（二）脱衣服

1. 准备　将新生儿平放在婴儿床上（见图 2 - 36）。

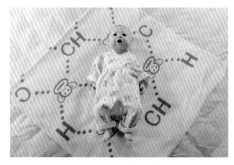

图 2 - 35　完成穿裤子

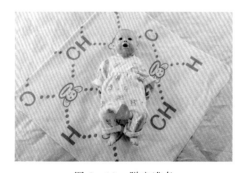

图 2 - 36　脱衣准备

2. 脱裤子

（1）产妇轻轻抬起新生儿臀部（见图 2 - 37），将裤腰脱至膝盖处（见图 2 - 38）。

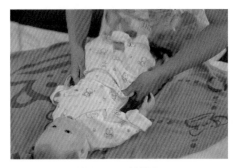

图 2-37　抬臀部

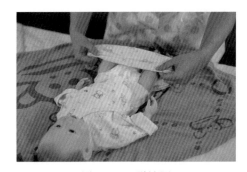

图 2-38　脱裤腰

（2）然后用一只手抓住裤口,另一只手轻轻握住新生儿的膝盖,顺势将裤子脱下来(见图 2-39)。

（3）采用相同的方法脱另一只裤腿(见图 2-40)。

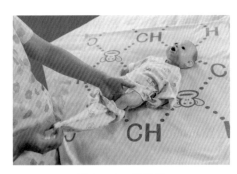

图 2-39　脱裤腿

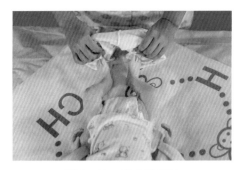

图 2-40　完成脱裤子

3. 脱上衣

（1）解开系带或者纽扣(见图 2-41)。

（2）握住新生儿的肘部,把袖口卷成环状(见图 2-42),轻轻把新生儿的胳膊拉出来(见图 2-43)。

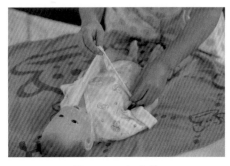

图 2-41　解衣带

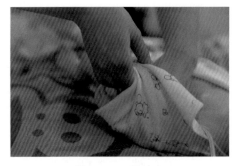

图 2-42　卷袖口

（3）采用相同的方法脱另一只衣袖,然后将新生儿抱起(见图 2-44)。

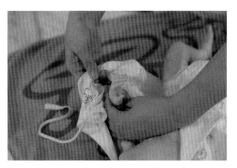
图2-43　拉胳膊

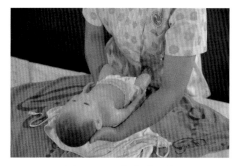
图2-44　完成脱上衣

五、操作注意事项

1. 穿脱衣服时,动作要轻柔,要顺着新生儿肢体弯曲和活动的方向,不能生拉硬拽。

2. 操作时要注意观察新生儿面部表情,间接可反映身体是否存在异常。

▌思考题▌

新生儿的衣物应该怎么存放?

参考答案: 应该用专门的衣柜或者抽屉来保存新生儿的衣物,不得存放樟脑丸。

项目三　指(趾)甲护理

一、目的

防止新生儿指甲过长抓伤皮肤,减少污垢的储存,维持新生儿身体健康。

二、操作重点强调

指(趾)甲要修成圆形,不留尖角,一次性修剪成形,保证指(趾)甲边缘光滑。

三、用物准备

新生儿专用指甲剪。

四、操作流程

(一) 时间

在新生儿睡着的时候修剪指甲。

(二)方法

1. 分开新生儿的手指,重点捏住要修剪的指头(见图2-45)。

2. 先修剪指甲的中间,再修剪两边。

3. 修剪后,用自己的手指沿着新生儿的指甲边缘轻轻滑动,如果发现指甲有比较尖的部位,要及时修圆(见图2-46)。

4. 脚趾甲的修剪方法同手指甲(见图2-47)。

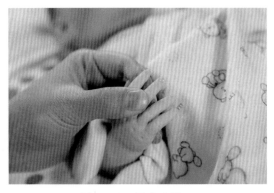

图2-45 固定手指

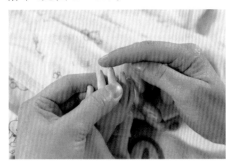

图2-46 检查指甲边缘

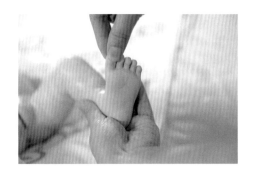

图2-47 修剪脚趾甲

五、操作注意事项

1. 修剪指(趾)甲时,指(趾)甲两侧不能修剪太深,防止形成"嵌甲",损伤指(趾)甲周围皮肤。

2. 如果指(趾)甲边缘有肉刺,忌用手直接拔出,应用指甲剪把肉刺从根部剪断。

3. 如果指(趾)甲内有污垢,忌用尖锐东西挖出,剪完指(趾)甲后要用清水洗干净。

┃思考题┃

新生儿为什么总是攥紧拳头?

参考答案:新生儿屈肌的力量要强于伸肌,随着新生儿神经系统的发育,到新生儿3～4个月的时候,屈肌的力量会逐渐减弱,伸肌的力量会逐渐加强,新生儿的手会呈现伸屈自如状态。

项目四　新生儿沐浴

一、目的

1. 保持新生儿皮肤清洁、舒适。
2. 协助皮肤的排泄和散热，促进血液循环。
3. 观察皮肤及全身情况。

二、操作重点强调

1. 安全保护措施得当。
2. 沐浴时间选择适宜。
3. 水温调节适宜。

三、用物准备

1. 棉布类　尿不湿、衣服、大毛巾、毛巾被及包布、系带、面巾 1 块、浴巾 2 块。
2. 护理盘　指甲剪、棉签、爽身粉、75％酒精、沐浴露、水温计等。
3. 其他　必要时准备床单、被套、枕套、磅秤等。

四、操作流程

（一）准备

1. 月嫂准备　修剪指甲，洗手（见图 2－48）。

2. 物品准备

（1）棉布类　尿不湿、衣服、大毛巾、毛巾被及包布、系带、面巾 1 块、浴巾 2 块（见图 2－49）。

（2）护理盘　指甲剪、棉签、爽身粉、沐浴露、75％酒精、水温计。

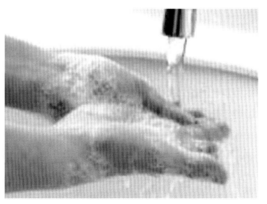

图 2－48　洗手

3. 环境准备

（1）关上窗户，调节室温至 27℃左右。

（2）水温，冬季为 38～39℃，夏季为 37～38℃（见图 2－50）。

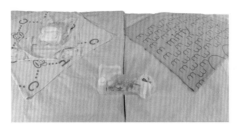

图 2-49 物品准备

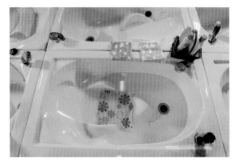

图 2-50 调节室温、水温

(3) 将用物携至床边并按顺序摆好,将新生儿抱至护理台上(要求摇篮式抱新生儿:月嫂将新生儿的头放在左臂弯里,肘部护着新生儿的头,左腕和左手护背和腰部,右手从新生儿身上跨过托着新生儿的屁股和腰部)(见图 2-51)。

(二) 解开包被,脱去衣物

1. 先脱裤子 双食指撑开松紧带,无名指、小指抬起新生儿臀部,顺势退下双裤腿(见图 2-52)。

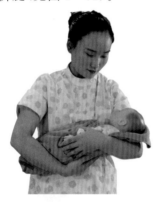

图 2-51 摇篮式

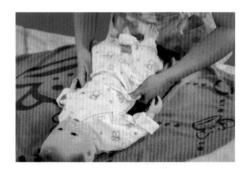

图 2-52 脱裤子

2. 再脱衣服 松解衣带,一手在衣袖内握住新生儿的肘部,另一手将衣袖撸成环状,把袖子拉出(见图 2-53、图 2-54)。

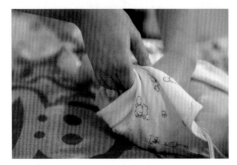

图 2-53 衣袖卷成环状

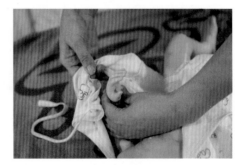

图 2-54 拉出衣服

注意：只能拉衣服，不能拉手，然后一只手轻轻托起新生儿的头背部，另一手迅速将衣服从身体下抽出。

3. **手托法**　用一手托住新生儿的背、颈、头，一手托住新生儿的臀部和腰，抱起新生儿移至浴巾上（见图2-55）。

4. **包裹新生儿**　检查全身，用大毛巾包裹新生儿全身（保留尿不湿），注意保暖（见图2-56）。

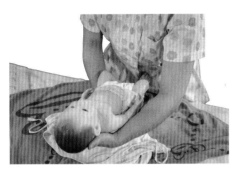

图2-55　手托法

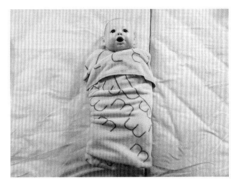

图2-56　包裹新生儿

（三）再次试水温

用前臂内侧再次试水温。足球式（用左前臂和左侧腰部夹住新生儿臀部，左手掌托住新生儿头、颈、肩）抱起新生儿（见图2-57）。

（四）擦洗面部

左手托住新生儿头颈部，右手湿润毛巾，用单层面巾由内眦向外眦擦拭眼睛，更换面巾部位擦拭另一眼（见图2-58），然后擦拭鼻、嘴巴、面部及外耳道。

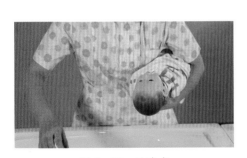

图2-57　足球式

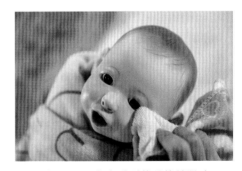

图2-58　由内眦到外眦擦拭眼睛

（五）清洗头部

1. 左手托住新生儿头颈部，左手拇指和中指分别折耳郭以堵住外耳道口（见图2-59）。

2. 右手将沐浴露涂于手上，搓出泡沫（见图2-60），洗头、耳后，然后用清水冲洗后用毛巾吸干。

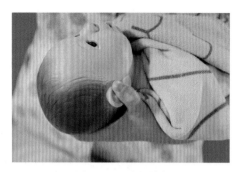

图 2-59 折耳郭

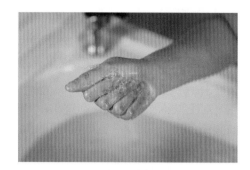

图 2-60 搓出泡沫

(六) 去除尿不湿

1.解开浴巾并平铺于操作台上,去除尿不湿:打开尿不湿,注意黏合的部位原样粘好,避免对新生儿的皮肤造成伤害(见图 2-61)。

2.用尿不湿干净的部位将新生儿的会阴擦干净(女孩由前往后擦,男孩应注意阴囊下面是否擦干净)(见图 2-62)。

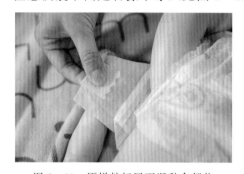

图 2-61 原样粘好尿不湿黏合部位

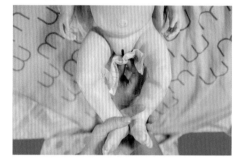

图 2-62 擦会阴部

3.以左手握住新生儿左肩及腋窝处使其颈部枕于左手腕处,用右手握住左腿腹股沟处使其臀部坐于右手掌上,轻放新生儿于水中(见图 2-63)。

(七) 清洗全身

1.松开右手,用毛巾淋湿新生儿全身,抹沐浴露按顺序洗颈、胸、腹、腋下、臂、手、腿、脚,随洗随冲,最后用清水清洗会阴。

(1)清洗颈部(见图 2-64)。

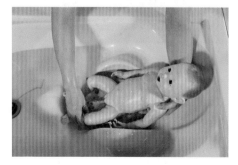

图 2-63 放新生儿入水

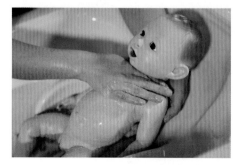

图 2-64 清洗颈部

（2）清洗腋下（见图 2 - 65）。

（3）清洗指缝（见图 2 - 66）。

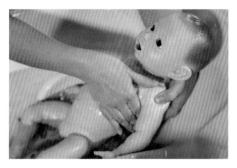 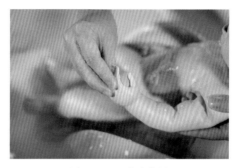

图 2 - 65　清洗腋下　　　　　　　　　图 2 - 66　清洗指缝

（4）清洗腹股沟（见图 2 - 67）。

2. 翻身。月嫂右手从新生儿前方握住新生儿左肩及腋窝处，使新生儿头颈部俯于月嫂右前臂（见图 2 - 68、图 2 - 69）。

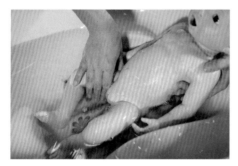 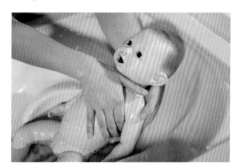

图 2 - 67　清洗腹股沟　　　　　　图 2 - 68　右手握住新生儿左肩和腋窝处

3. 左手抹沐浴露于掌中，挤出泡沫后清洗新生儿后颈及背部（见图 2 - 70）。

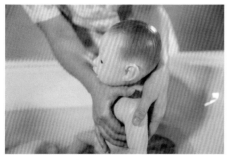 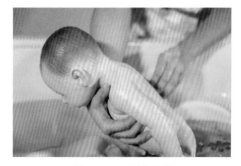

图 2 - 69　左手帮助新生儿翻身，　　　　　图 2 - 70　清洗背部
　　　　使其头颈部俯于月嫂右前臂

4. 将新生儿抱至沐浴台上，用大毛巾擦干（见图 2 - 71）。

（八）脐部护理

第一根消毒棉签擦干脐部，第二、三根棉签蘸 75％酒精，围绕脐带残端和脐轮,依次由内向外顺时针方向轻轻擦拭,直径5厘米左右。每次需更换棉签。

注意事项:

(1)左手将脐周皮肤轻轻撑开,完全暴露脐窝(见图2-72)。

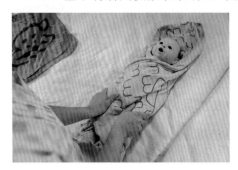
图2-71 擦干

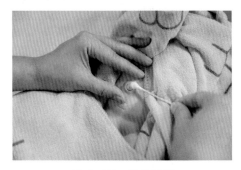
图2-72 消毒脐部

(2)蘸取酒精时,瓶盖朝上放置,棉签保持竖直状态,及时盖回盖子(见图2-73)。

(九)穿尿不湿

1.尿不湿上缘齐腰,打开黏合部位粘好并整理好,尿不湿上边应紧贴新生儿腰部,留下可容纳两手指的余地(见图2-74)。

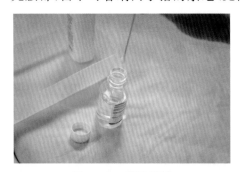
图2-73 蘸取酒精

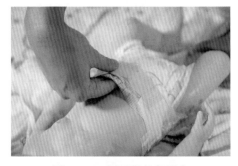
图2-74 尿不湿松紧适宜

2.若脐带未脱落,需露出脐部,尿不湿不可覆盖脐部(见图2-75)。

3.沿大腿根部整理尿不湿防侧漏护围(见图2-76)。

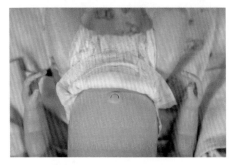
图2-75 露出脐部

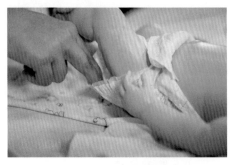
图2-76 整理防侧漏护围

（十）穿衣服

1.将衣服平铺于床上,新生儿仰卧于衣服上,护理人员右手将衣袖卷成环状(见图2-77)。

2.左手握住新生儿的手臂递交给右手,左手将衣袖拉肩膀处露出小手(见图2-78)。

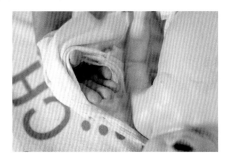

图2-77　衣袖卷成环状

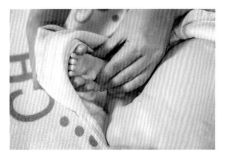

图2-78　穿上衣袖

3.用相同方法穿上右袖,系带于腋下,抚平衣服(见图2-79);穿上裤子(方法同穿衣服)。

4.裹好包被,双下肢下留出一定空间,便于下肢活动(见图2-80)。

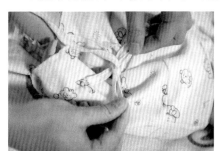

图2-79　蝴蝶结系于腋下

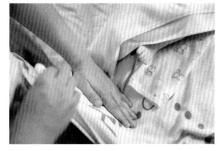

图2-80　双下肢下留出空间

双上肢置于包被之外(见图2-81)。

（十一）清理五官

1.用干棉签清洁鼻子。注意棉签不可正对鼻腔(见图2-82)。

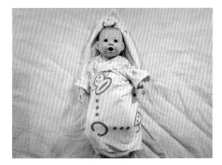

图2-81　双上肢置于包被外

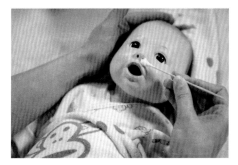

图2-82　清洁鼻腔

2. 用干棉签清洁外耳,注意棉签应倾斜(见图 2-83);视情况修剪指(趾)甲;安置新生儿;整理用物。

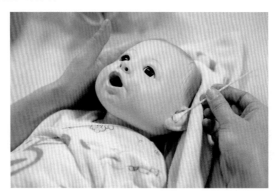

图 2-83　清洁外耳

五、操作注意事项

1. 新生儿盆浴于喂奶前或喂奶后 1 小时进行,以免呕吐和溢奶。

2. 盆浴时尽量减少新生儿身体暴露,注意保暖,动作要轻而快。

3. 擦洗面部时禁用肥皂。耳、眼内不得有水或肥皂沫进入。

4. 对头顶部的皮脂结痂不可用力清洗,可涂液状石蜡浸润,待次日轻轻用梳子梳去痂皮后再予洗净。

5. 在清洗全身过程中,操作者左手始终将新生儿握牢,只在洗背部时,左、右手交接新生儿,使头靠在手臂上。

6. 清洗时注意洗净皮肤褶皱处,如颈部、腋下、腹股沟、手指及足指缝等。

7. 注意观察全身皮肤情况,如发生异常及时报告。

▌思考题▐

1. 新生儿沐浴时应注意些什么?

2. 新生儿沐浴时适宜水温是多少? 为防止烫伤,应该怎样做?

参考答案:

1. 详见注意事项。

2. 新生儿沐浴时适宜水温冬季为 38~39℃,夏季为 37~38℃。为防止烫伤,盆浴时要先放冷水,再放热水。淋浴时水龙头的水保持流动状态,不可开关,防止水温不稳。新生儿入水前一定要用前臂内侧再次试温,感觉不烫才可入水。

二维码 2-1
新生儿沐浴

项目五　新生儿抚触

一、目的

1.促进小儿神经系统的发育,促进血液循环,增强免疫力。

2.促进消化系统功能,加快小儿对食物的吸收,增加体重。

3.促进小儿与亲人的情感交流,满足小儿对爱和安全的需要,减少小儿的焦虑,促进睡眠,促进小儿健康成长。

二、操作重点强调

1.操作手法正确。

2.抚触时间选择适宜。

3.情感交流丰富。

三、用物准备

柔软毛巾、尿片、替换的衣物、婴儿按摩油等。

四、操作流程

(一)准备

1.月嫂准备　修剪指甲,洗手(见图2－84)。

2.物品准备　柔软毛巾、尿片、替换的衣物、婴儿按摩油等(见图2－85)。

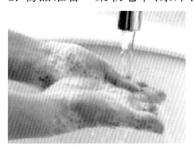

图2－84　洗手

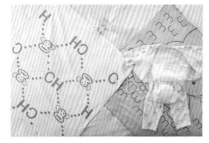

图2－85　物品准备

3.环境准备

(1)关上窗户,调节室温至27℃左右;播放轻柔音乐(见图2－86);

(2)将用物携至抚触台上并按顺序摆好,将新生儿抱至抚触台上,解开包被。

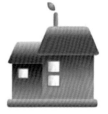

图2－86　环境准备

(二)头面部抚触

取适量婴儿按摩油或按摩乳液于掌心,轻轻摩擦以温暖双手。

1.前额　用拇指指腹沿眉骨从前额中央向两侧移动到发际,3～5次(见图2-87、图2-88)。

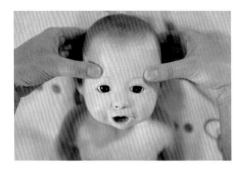
图2-87　始于前额中央

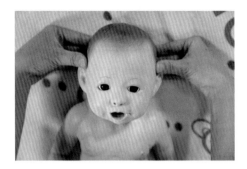
图2-88　止于两侧发际

2.下颌　用拇指指腹从下颌中央向外、向上滑动,止于耳前(似微笑状),3～5次(见图2-89、图2-90)。

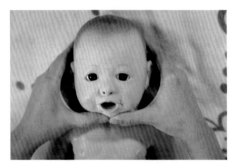
图2-89　始于下颌中央

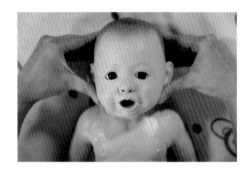
图2-90　止于耳前

3.头部　两手掌面从前额发际向上、向后滑动(见图2-91),至后发际,停止于两乳突,轻轻按压(见图2-92),3～5次。注意避开囟门。

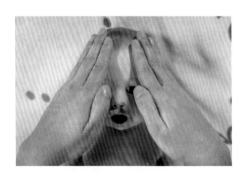
图2-91　始于前额发际

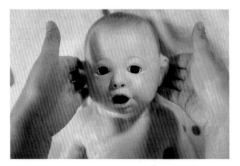
图2-92　止于乳突

（三）胸部抚触

双手放在两侧肋缘；右手向上滑向新生儿对侧肩膀，左右以同样方法进行，在胸部划成一个大的交叉，3～5次（见图2-93、图2-94）。注意避开乳头。

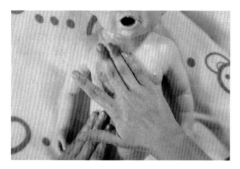

图2-93　右手滑向对侧肩膀

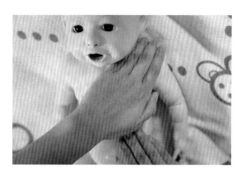

图2-94　左手滑向对侧肩膀

（四）腹部抚触

1.双手依次由右下腹向左下腹，顺时针方向抚触腹部，重复3～5次（见图2-95、图2-96）。

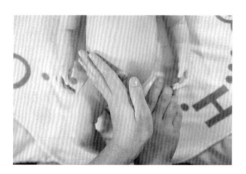

图2-95　始于右下腹

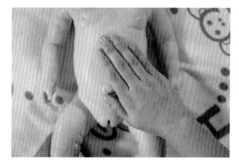

图2-96　止于左下腹

2.用右手在新生儿左腹由上往下划一个英文字母"I"，1次（见图2-97）。

3.由右上腹经左上腹再至左下腹划一个倒的"L"，1次（见图2-98）。

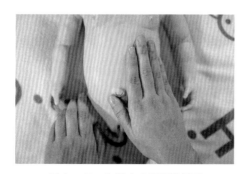

图2-97　左腹由上至下划"I"

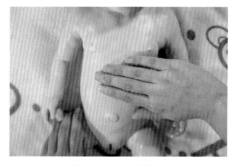

图2-98　划倒"L"

4. 由右下腹向右上腹,再水平滑向左上腹,再滑向左下腹。划一个倒的"U"(见图2-99);告诉新生儿"我爱你",1次。

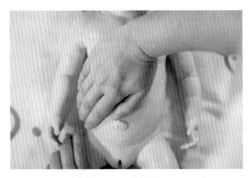

图2-99 划倒"U"

(五) 四肢抚触

1. 双手交替轻轻挤捏新生儿的手臂,从上臂滑向手腕,3～5次(见图2-100)。

2. 双手夹住新生儿手臂,从上臂至前臂轻轻搓滚,3～5次(见图2-101)。

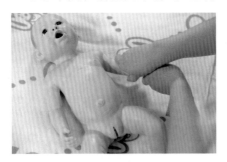
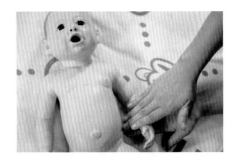

图2-100 挤捏手臂　　　　　　　　　图2-101 搓滚手臂

3. 双手依次从掌根滑向手掌至掌指关节(推),3～5次(见图2-102)。

4. 一只手托住新生儿的手,另一只手的拇指和食指轻轻捏住新生儿的手指,从小指开始依次转动、拉伸每个手指(每个指头1次);另一只手抚触方法同前(见图2-103)。

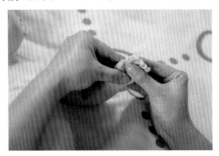
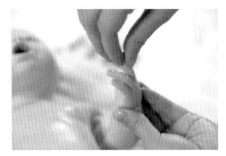

图2-102 推手掌　　　　　　　　　图2-103 提拉手指

5. 双下肢抚触方法同上肢。

(1) 挤捏下肢(见图2-104)。

(2) 搓滚下肢(见图2-105)。

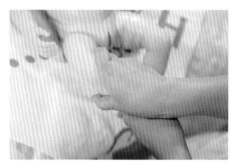

图2-104 挤捏下肢

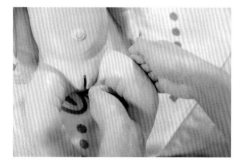

图2-105 搓滚下肢

(3) 推脚掌(见图2-106)。

(4) 提拉脚指(见图2-107)。

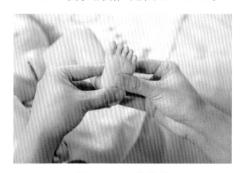

图2-106 推脚掌

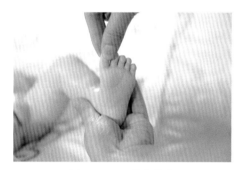

图2-107 提拉脚指

(六) 翻身

1. 将新生儿双手置于胸前用一手掌轻轻压住,虎口托住新生儿下颌(见图2-108);另一手置于新生儿背部,使头颈肩位于手掌中(见图2-109),轻轻用力,使新生儿处于俯卧位。

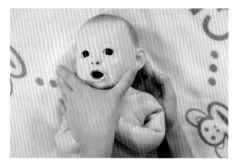

图2-108 固定新生儿前胸和颈部

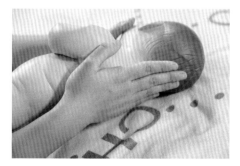

图2-109 固定后颈,完成翻身

2. 新生儿处于俯卧位，头偏向一侧（见图 2-110）。

（七）背部抚触

1. 两手食指、中指、无名指指腹从中间脊柱向两侧滑动，从上而下，从肩部移至尾椎，反复 3～5 次（见图 2-111）。

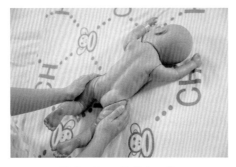

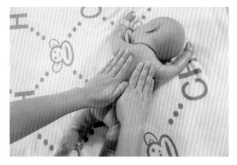

图 2-110　头偏向一边　　　　　　　图 2-111　抚触背部

2. 用手掌从头顶沿脊柱自上而下抚摸 2 次（见图 2-112、图 2-113）。

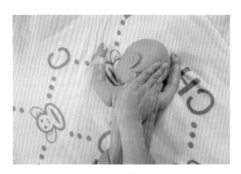

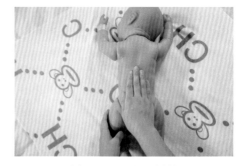

图 2-112　始于头顶　　　　　　　　图 2-113　止于尾骨

（八）整理用物

穿好衣服、尿不湿，裹好包被，安置新生儿，整理用物（见图 2-114）。

五、操作注意事项

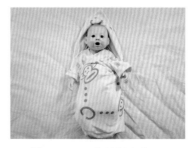

图 2-114　安置新生儿

1. 有脐部感染、皮肤病的新生儿不宜进行按摩。

2. 新生儿哭闹、饥饿或进食 1 小时内，不宜按摩。

3. 若在按摩中发现新生儿面色苍白，全身发抖，哭闹 1 分钟以上，必须停止按摩，以免发生不良后果。

4. 避开前囟、乳腺，若是新生儿则避开脐部。

5.注意按摩的力度,不可粗暴,动作要温柔,有爱心,注意与新生儿进行情感交流。

6.每个动作可以重复 3～10 次,开始时每次抚触 5 分钟,逐渐延长到 15 分钟;每日 2～3 次。

║ 思考题 ║

1.新生儿抚触的注意事项有哪些?

2.描述新生儿抚触过程。

参考答案:

1.详见操作注意事项。

2.新生儿抚触大致顺序:前额→下颌→头→胸→腹→上下肢→背。

二维码 2-2
新生儿抚触

项目六　婴儿被动操

一、目的

1.增强小儿骨骼与肌肉的发育,促进新陈代谢;安定情绪,改善睡眠;增进亲子感情,促进智力发育;增强免疫力,预防疾病。

2.促进小儿基本动作的发展。

3.促进小儿与亲人的情感交流,满足小儿对爱和安全的需要,减少小儿焦虑,促进睡眠,促进小儿健康成长。

二、操作重点强调

1.操作手法正确。

2.时间选择适宜。

3.情感交流丰富。

三、用物准备

大毛巾、尿不湿、替换的衣物、有软垫的操作台。

四、操作流程

(一)准备

1.月嫂准备　工作衣帽穿戴整齐,摘掉手上饰物,剪指甲,洗手(见图 2-115)。

2.环境准备　关上窗户,调节室温至27℃左右;播放轻柔音乐(见图2-116)。抱婴儿至操作台面,打开包被,脱去外套,最好裸体,也可以保留宽松轻便的内衣,便于婴儿活动。

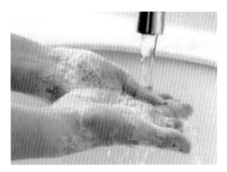

图2-115　洗手

(二) 上肢运动

1.预备姿势　婴儿仰卧位,操作者立于婴儿足端,双手握住婴儿的腕关节,把拇指放在婴儿手掌内,使其握拳,两臂放于身体两侧(见图2-117)。

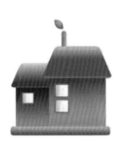

图2-116　环境准备

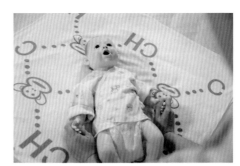

图2-117　预备姿势

2.扩胸运动

(1)第1拍　两臂左右分开,与身体呈90°角,掌心向上(见图2-118)。

(2)第2拍　两臂胸前交叉(见图2-119)。

(3)第3拍同第1拍,第4拍同第2拍,左右手轮换。重复共两个8拍。

注意:两臂平展时可帮助婴儿稍用力,两臂向胸前交叉动作应轻柔些。

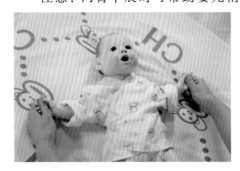

图2-118　两臂左右分开

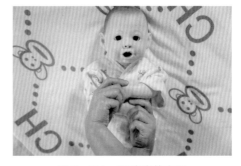

图2-119　两臂胸前交叉

3.屈肘运动

(1)第1拍　将左臂肘关节前屈(见图2-120)。

(2)第2拍　将左臂肘关节伸直还原。

（3）第3、4拍 换右手屈伸肘关节,重复共两个8拍（见图2-121）。

注意：屈肘关节时手触婴儿肩,伸直时不要用力。

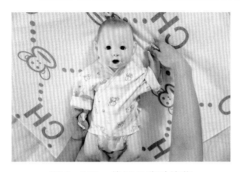

图2-120 前屈左臂肘关节

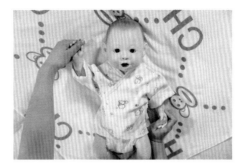

图2-121 前屈右臂肘关节

4.肩关节运动

（1）第1、2拍 将左臂弯曲贴近身体（见图2-122）。

（2）第3拍 以肩关节为中心,由内向外做回环动作（见图2-123）。

（3）第4拍 还原。

（4）第5~8拍 换右手,动作相同。

（5）共两个8拍。

注意：动作必须轻柔,切不可用力拉婴儿两臂勉强做动作,以免损伤关节及韧带。

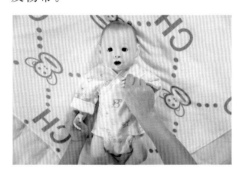

图2-122 弯曲左臂

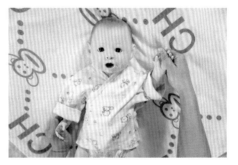

图2-123 围绕肩关节运动

5.伸展上肢运动

（1）第1拍 两臂向外平展,与身体呈90°角,掌心向上（见图2-124）。

（2）第2拍 两臂向胸前交叉（见图2-125）。

（3）第3拍 两臂上举过头,掌心向上（见图2-126）。

（4）第4拍 动作还原。

（5）重复共两个8拍。

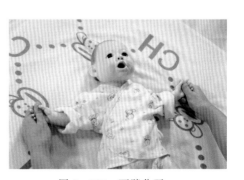

图2-124 两臂分开

注意：两臂上举时两臂与肩同宽，动作轻柔。

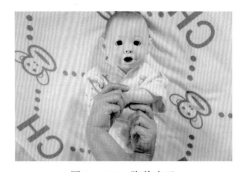
图 2-125　胸前交叉

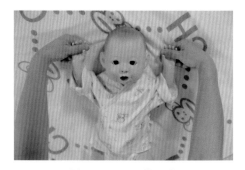
图 2-126　上举过头

6.踝关节伸屈运动

（1）预备姿势　婴儿仰卧，两腿伸直，用两手握婴儿脚腕（踝部），但不要握得太紧。

（2）第 1 拍　左侧足尖向上，屈曲踝关节（见图 2-127）。

（3）第 2 拍　足尖向下，伸直踝关节（见图 2-128）。

（4）重复 8 拍，第二个 8 拍换右侧。

注意：屈曲时，稍用力；伸直时不要太用力。

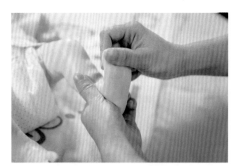
图 2-127　屈曲踝关节

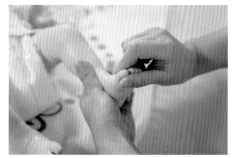
图 2-128　伸直踝关节

7.两腿轮流屈伸运动

（1）预备姿势　成人两手分别握住婴儿两膝关节下部。

（2）第 1 拍　屈婴儿左膝关节，使膝缩近腹部（见图 2-129）。

（3）第 2 拍　伸直左腿。

（4）第 3、4 拍　屈伸右膝关节（见图 2-130），然后伸直右腿。左右轮流，模仿蹬车动作。

（5）重复共两个 8 拍。

注意：屈膝时成人稍帮助婴儿用力，伸直时动作柔和。

8.下肢伸直上举运动

（1）预备姿势　两下肢伸直平放，成人两掌心向下，握住婴儿两膝关节（见图 2-131）。

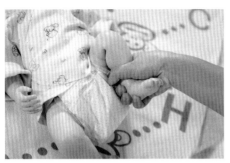

图 2-129　屈曲左膝关节

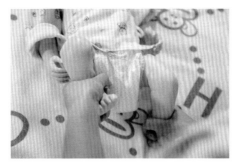

图 2-130　屈曲右膝关节

（2）第1、2拍　将两下肢伸直上举成90°（见图2-132）。

（3）第3、4拍　还原。

（4）重复共两个8拍。

注意：两下肢伸直上举时臀部不离开台面，动作轻缓。

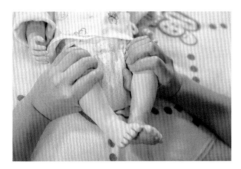

图 2-131　预备姿势

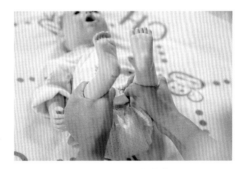

图 2-132　双下肢伸直上举

9.翻身运动

（1）预备姿势　婴儿仰卧，两腿伸直。婴儿仰卧位，两手交叉放于胸前。

（2）第1、2拍　操作者右手放于婴儿胸前，左手垫于婴儿颈背部，帮助婴儿从仰卧位转为左侧卧位。

（3）第3、4拍　还原。

（4）第5~8拍　方向同前，帮助婴儿从仰卧位转为右侧卧位（见图2-133、图2-134）

五、操作注意事项

1.最好在两餐之间或充分休息后进行训练，避开疲劳、饥、饱状态。

2.训练时，动作轻缓，有节奏感，慢慢让新生儿适应。

3.运动中，动作尽量达到一定的幅度，但不宜过于强迫婴儿，应顺势诱导，否则过度拉伸反而会使婴儿的身体受伤。

4.可以打乱婴儿被动操的顺序，也可以节选其中的几节重点训练。

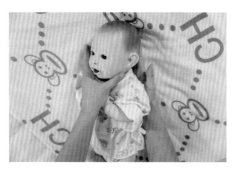

图 2-133　仰卧位

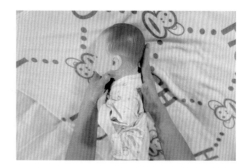

图 2-134　右侧卧位

5. 婴儿情绪反应激烈时,应暂停运动。

思考题

1. 翻身运动应注意保护小婴儿的哪个部位,手的着力点在哪儿?

2. 一般被动操可持续多长时间?

参考答案:

1. 3 个月内的婴儿做第 8 节时要保护好头颈部;手的着力点在肩部。

2. 15 分钟。

二维码 2-3
婴儿被动操

项目七　更换尿不湿

一、目的

保持新生儿清洁舒适,预防皮肤破损和尿布皮炎。

二、操作重点强调

尿不湿大小、松紧合适。

三、用物准备

尿不湿、垃圾桶,必要时备小脸盆及温水、小毛巾、护臀霜等。

四、操作流程

(一)取下污染尿不湿

1. 携带准备好的用物至婴儿床旁,掀开盖被,解开尿不湿,粘贴处原位粘好,露出臀部(见图 2-135)。

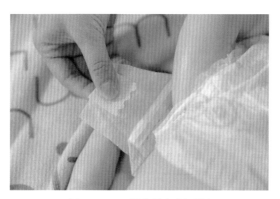

图 2-135 原位粘好尿不湿

2.以原尿不湿上端两角洁净处轻轻擦拭会阴及臀部(女婴要从前向后擦,以防感染)(见图 2-136、图 2-137)。

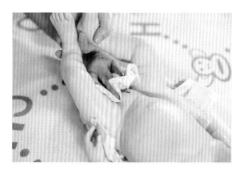

图 2-136 擦拭会阴

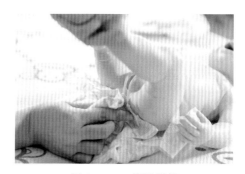

图 2-137 擦拭臀部

3.以原尿不湿上端两角盖上污湿部分垫在臀部下面(见图 2-138)。

(二)清洗护臀

1.如有粪便,应先用干净纸巾擦掉粪便,再用温水清洗新生儿臀部,轻轻吸干水分。

2.如有红臀,还应在清洗臀部后再给新生儿抹上护臀霜。

(三)更换干净尿不湿

1.用一只手抓住新生儿双脚足踝,使臀部稍微抬高(见图 2-139)。

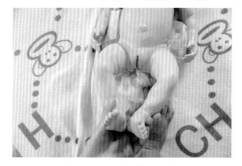

图 2-138 折盖尿不湿

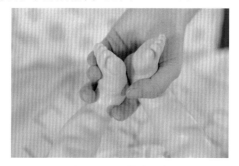

图 2-139 抬高臀部

2. 另一只手取下污染的尿不湿,再将清洁尿不湿垫在腰下,尿不湿上缘要齐腰,放下双足(见图2-140)。

3. 将尿不湿粘贴好,整理好两腿之间的松紧带,松紧要适宜,露出脐部(见图2-141、图2-142、图2-143)。

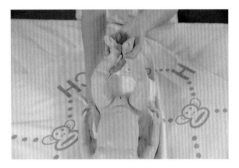

图2-140 垫清洁尿不湿

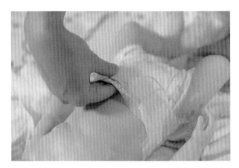

图2-141 检查尿不湿松紧

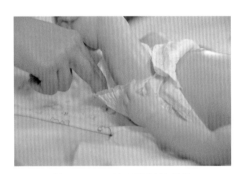

图2-142 整理腿间松紧带

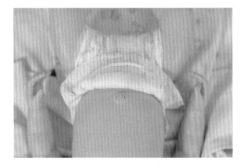

图2-143 露出脐部

五、操作注意事项

1. 选择质地柔软、透气性好、吸水性强的尿不湿,减少对臀部的刺激。

2. 操作者动作应轻快,避免长时间暴露新生儿。

3. 尿不湿包扎应松紧适宜,防止因过紧而影响新生儿活动或过松造成大便外溢。

思考题

尿不湿的选取原则是什么?

参考答案:选取正规厂家生产、透气性好的尿不湿,应根据新生儿的身材、月龄进行选择,确保大小合适。如果不能掌握新生儿大小便规律,可以选择有尿湿功能显示的尿不湿。

项目八　新生儿哭泣

一、目的

协助找到新生儿啼哭的原因,明白新生儿传达的信息,进而有效地安抚新生儿,完成一次成功的亲子沟通。

二、操作重点强调

找到新生儿哭闹的原因,并根据原因采取相应的对策。

三、用物准备

尿不湿、奶粉。

四、操作流程

(一)健康性啼哭

1. 原因　是新生儿运动的一种方式。

2. 症状　每日 4～5 次啼哭,累计可达 2 小时,哭声响亮,无泪液,不影响饮食、睡眠及玩耍。

3. 对策　轻轻抚触新生儿,或把他的两只小手放在腹部轻轻摇两下(见图 2－144)。

(二)饥饿性啼哭

1. 原因　因饥饿而哭闹。

2. 症状　常在喂奶后 2～3 小时啼哭,开始时缓慢,逐渐哭声洪亮、短促有节奏,若用手指触碰新生儿面颊,新生儿会立即转过头来,并有吸吮动作。

3. 对策　尽快给新生儿喂奶(见图 2－145)。

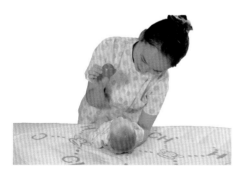

图 2－144　轻哄新生儿

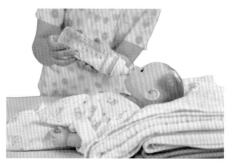

图 2－145　喂奶

（三）吸吮性啼哭

1. 原因　奶水温度不合适、奶头孔太小吸不出奶水、奶头孔太大出现呛奶等情况。

2. 症状　多发生在喂奶3～5分钟后，哭声突发。

3. 对策　及时检查奶水温度，以及奶嘴大小是否合适（见图2－146）。

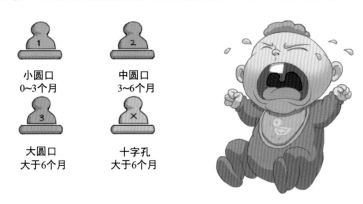

图2－146　奶嘴大小

（四）饱胀性啼哭

1. 原因　新生儿吃奶水过多，导致胃部膨胀，产生不适感。

2. 症状　多发生在喂奶后，哭声尖锐，两腿屈曲乱蹬并出现溢奶。

3. 对策　不必特意去哄。

（五）尿湿性啼哭

1. 原因　新生儿排尿、排便后不舒服。

2. 症状　啼哭时两腿蹬被，有时边哭边活动小屁股。

3. 对策　为新生儿换上干净尿不湿（见图2－147）。

（六）困倦性啼哭

1. 原因　新生儿瞌睡想要睡觉。

2. 症状　疲惫时新生儿会打哈欠、揉眼睛等，哭声一般很强烈、不耐烦。

3. 对策　置于安静房间，轻拍新生儿入睡（见图2－148）。

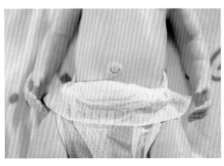

图2－147　更换尿不湿

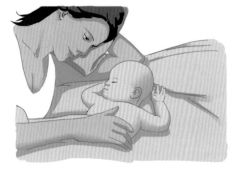

图2－148　哄新生儿入睡

（七）烦躁性啼哭

1. 原因　新生儿情绪比较烦躁。

2. 症状　发生于新生儿不适应周围环境时，哭声长短不一，常哭哭停停，并且时不时会睁大眼睛左顾右盼。

3. 对策　检查一下新生儿周围的环境，抱起新生儿离开吵闹的环境，新生儿一般就会停止哭泣；如果一时没办法离开，可抱起新生儿稍加安抚（见图 2-149）。

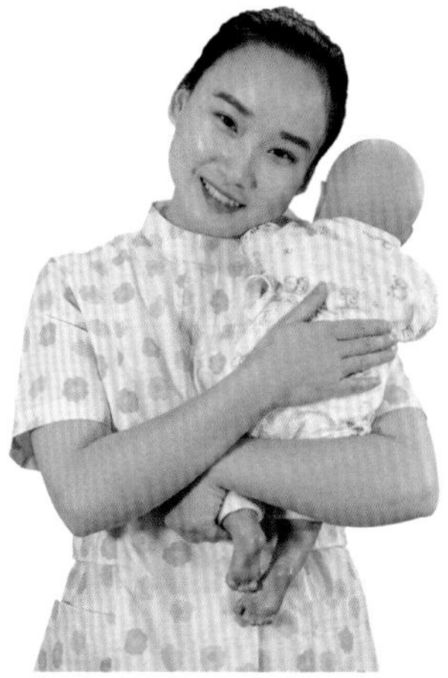

（八）温度不适性啼哭

1. 原因　室温偏高或衣服穿太多、被子太厚。

2. 症状　新生儿哭声较高，四肢乱蹬，伴有面部甚至全身出汗，蹬开被子后，哭闹即停止。

图 2-149　轻抱新生儿

3. 对策　摸摸新生儿额头、脖子等暴露在外面的部位，如果有汗，需要给新生儿减少衣物或换稍薄的被子（见图 2-150）。

（九）身体不适性啼哭

1. 原因　新生儿被蚊虫叮咬、异物迷眼、床栏卡住腿脚等情况。

2. 症状　此时新生儿的哭声烦躁尖利，皱眉，四肢扭动。

3. 对策　及时检查新生儿身体是否有不舒适情况，排除后，适当地安慰新生儿（见图 2-151）。

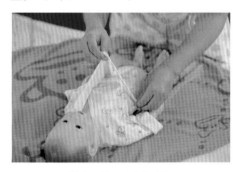

图 2-150　减少衣物

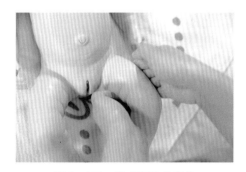

图 2-151　检查新生儿身体

（十）惊吓性啼哭

1. 原因　新生儿受到惊吓，比如恐惧、黑暗、独处、小动物、打针吃药或突如其来的声音等。

2. 症状　哭声突然发作，高而尖，伴有间断性嚎叫。

3. 对策　由专人照看新生儿，消除或减轻引起恐惧的因素，让新生儿有安全感。

（十一）疾病性啼哭

1. 原因　新生儿因患疾病，身体不舒适而啼哭。

2. 症状 哭声无规律性,声音较高且长而有力,不觅食,喂奶新生儿会吐出奶头继续哭闹,有可能是肠绞痛、感染等,病情严重时,哭声甚至呈呻吟状,同时全身反应淡漠,发热。

3. 对策 及时到医院检查治疗(见图2-152)。

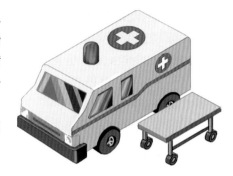

图2-152 及时送医

五、操作注意事项

1. 新生儿需要有人陪伴,以减少新生儿的失落感和恐惧感。

2. 新生儿哭闹时,要找到新生儿哭闹的原因,根据原因采取有效方法安抚新生儿。

‖思考题‖

新生儿刚出生时为什么会干哭无泪?

参考答案: 刚出生的新生儿,泪腺还未发育成熟,随着新生儿日龄的增长,泪腺会逐渐发育成熟,再哭的时候就会流眼泪。

项目九 新生儿的睡眠

一、目的

帮助新生儿快速入睡,培养良好的睡眠习惯。

二、操作重点强调

培养新生儿良好的睡眠规律,提供新生儿安全的睡眠环境。

三、用物准备

婴儿床、枕头、蚊帐。

四、操作流程

(一)帮助新生儿快速睡觉

1. 创造良好的睡眠环境

(1) 室温保持在18～22℃,相对湿度保持在50%～60%(见图2-153)。

（2）新生儿睡觉时朝着背光方向，或为新生儿挡住光源，让新生儿慢慢适应离开妈妈子宫的生活。

2. 合理安排白天活动

（1）让新生儿白天多活动，减少午睡时间（见图 2 - 154）。

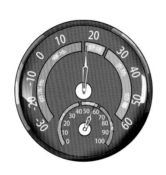

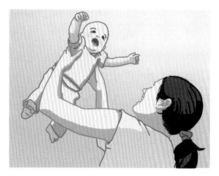

图 2 - 153　温湿度仪　　　　图 2 - 154　白天活动

（2）晚饭及临睡前不要让新生儿吃太饱，饭后做一些轻松活动。

3. 轻拍新生儿　新生儿睡下后，如果情绪不太安定，妈妈可以轻拍新生儿，让新生儿感到安全，拍的时候注意节奏和力度（见图 2 - 155）。

4. 放轻柔音乐　新生儿一出生就会对声音有反应，所以可以让新生儿听音乐，还可以给新生儿哼唱催眠曲（见图 2 - 156）。

5. 拥抱新生儿　新生儿需要安全感，睡前给新生儿一个拥抱可以很好地安抚新生儿（见图 2 - 157）。

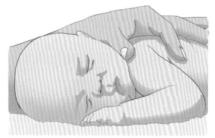

图 2 - 155　轻拍安抚

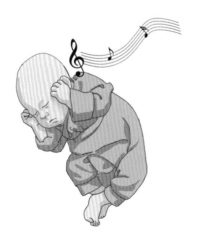

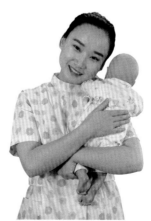

图 2 - 156　轻柔音乐　　　　图 2 - 157　拥抱新生儿

6. 安抚奶嘴 吸吮东西可以使新生儿感到抚慰,也会加速新生儿进入睡眠状态,但不要长时间使用安抚奶嘴,以免产生依赖性(见图2-158)。

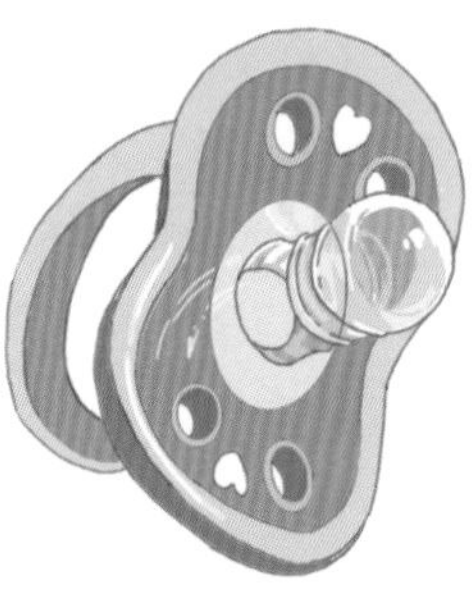

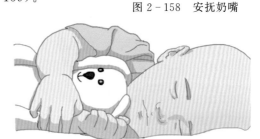

图2-158 安抚奶嘴

(二)培养良好的睡眠规律

1. 让新生儿自己入睡 建议在新生儿困倦但还清醒的时候把新生儿放到床上,不建议摇晃着哄新生儿入睡,也不建议边吃奶边入睡(见图2-159)。

2. 让新生儿定时睡眠

(1)制订上床睡觉时间 最好是在晚上7:00—8:30。

(2)建立一套睡前程序 给新生儿洗澡、换尿不湿、读故事或唱摇篮曲、亲吻新生儿、道晚安等。

图2-159 独自入睡

(3)早上叫醒新生儿 如果新生儿早晨过了平常醒来的时间还在睡,最好能把新生儿叫醒,有助于建立生物钟。

(4)白天小睡 每天在固定时间让新生儿小睡一会儿,或者在上次醒来2小时后,再睡一觉。

3. 让新生儿白天少睡 白天新生儿房间要有充足光线,不必特意减少日常生活噪声,尽量多和新生儿一起玩耍。

4. 让新生儿晚上多睡 晚上屋内光线要暗,保持安静,除了抚慰新生儿因为吃、喝、拉、撒等情况引起的啼哭外,尽量不要跟新生儿说话。

(三)创造安全的睡眠

1. 环境

(1)冬季注意保暖,不能使用电热毯;夏季注意通风,风扇、空调不要直接对着新生儿吹。

(2)新生儿的居室应阳光充足,避免强光直射面部;夜晚不应通宵开灯。

(3)居室门窗应加纱门、纱窗,避免蚊蝇骚扰。

2. 婴儿床 婴儿床要有一定的安全性能,防止新生儿坠床、夹伤,建议选择木质、有纱窗的婴儿床(见图2-160)。

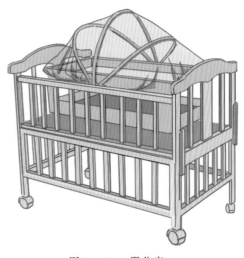

图2-160 婴儿床

3. 枕头　刚出生的新生儿不需要枕头,为防止吐奶可在肩下垫一软枕(见图 2 - 161);3 个月后可使用 1 厘米左右的低枕(见图 2 - 162);7～8 个月时可使用 3 厘米左右的枕头(见图 2 - 163)。

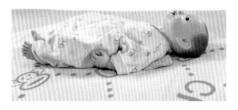

图 2 - 161　肩下软枕

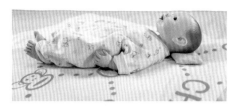

图 2 - 162　低枕

4. 睡姿　0～3 个月的新生儿最好采用侧卧位,注意两边侧卧交替进行(见图 2 - 164);3 个月后可让新生儿自己选择睡眠姿势。

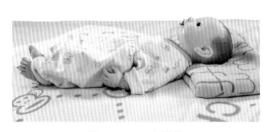

图 2 - 163　中低枕

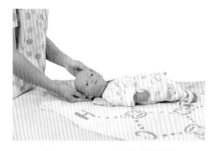

图 2 - 164　两边交替侧卧

5. 入睡　不要摇晃着新生儿睡觉,鼓励新生儿独自入睡,晚上尽量不要搂着睡觉,以免影响新生儿呼吸和活动。

6. 喂奶　夜间喂母乳时,妈妈应该坐起来,保证在清醒状态下喂奶,避免躺着喂奶时发生意外(见图 2 - 165)。

7. 急救　备好常用的药品和温度计,以备夜间突发疾病。

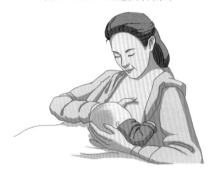

图 2 - 165　夜间坐位喂奶

五、操作注意事项

1. 让新生儿养成自己入睡的习惯。

2. 选取恰当的睡眠姿势,既可以塑造良好头型,又可防止发生意外。

3. 晚上睡觉光线不宜太亮,可使用地灯或暖黄色的灯光。

4. 新生儿的睡眠环境宜安静,但不能过于安静,以免长大后无法适应特殊睡眠环境而影响睡眠质量。

5. 新生儿的床不需要太软;新生儿不需要垫枕头。

思考题

1. 新生儿睡着的时候,经常会发生"惊跳",是什么原因?
2. 民间剃"满月头"习俗流传甚广,那么新生儿需不需要剃头呢?

参考答案:

1. 新生儿睡觉时,若存在其他声音(比如谈笑声、开关门声等),新生儿很容易发生"惊跳",但是不会醒来,这与新生儿的神经系统发育不完善有关系。新生儿的"惊跳"是无意识发生的,妈妈轻轻安抚新生儿即可。

2. 民俗认为剃"满月头"可以让新生儿长出浓密的头发,事实上,新生儿的发质跟其遗传、生长发育和营养状况相关;其次,新生儿的头皮有一层保护层,如果过早剃头,可能会损伤保护层,易致细菌入侵;另外,剃头时容易刮伤新生儿头皮,如果消毒不严格,外界的细菌、病毒会随着伤口侵入皮肤,导致感染,严重者可致败血症,危及生命。所以,不建议给新生儿剃"满月头"。

项目十 新生儿智护训练

一、目的

1. 促进新生儿视觉、听觉、触觉等的发育。
2. 促进亲子情感交流,培养良好性格。
3. 促进婴儿基本动作的发展,促进新陈代谢;增强免疫力,预防疾病。

二、操作重点强调

1. 操作手法正确、按摩力度适当。
2. 时间掌握适宜。
3. 情感交流丰富。

三、用物准备

红色海绵球、新生儿沙锤、柔软毛巾、婴儿按摩油等。

四、操作流程

(一)视觉训练

1. 新生儿在安静觉醒状态下。
2. 护理人员一手托住其枕部,一手用红球吸引其注视。
3. 红球在距离眼睛20厘米处,从中线开始,在新生儿开始注视后慢慢向两侧移(见图2-166、图2-167)。

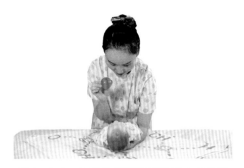
图 2－166　红球位于两眼睛连线中点位置

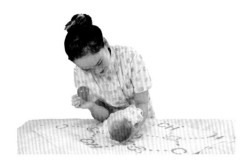
图 2－167　红球位于眼睛两侧位置

4. 每次时间不宜过长,从每次 20 秒增加至 1～2 分钟。

5. 观察新生儿的反应,身体不适时立即停止。

注意:新生儿仅能看到距离眼睛 20 厘米的活动的物体,训练追视物体不宜过远。

（二）听觉训练

1. 意义　新生儿的听力发育开始得很早,甚至起始于胎儿期。因此,近年来早期听觉刺激已成为胎教的主要方法之一。新生儿在有了听觉之后,就要不停地听,只要落在他的听觉范围内,他便收入耳内产生听觉,传入大脑,留下痕迹,一直到入睡为止。听觉不仅使新生儿辨认周围环境中的多种声音,而且凭此掌握人类的语言。新生儿期是儿童语言发展最迅速的时期。因此,听觉的发展在这个时期具有非常重要的意义。

2. 听觉训练方法

（1）给新生儿听轻柔舒缓的音乐。

（2）用适合新生儿的沙锤在距离新生儿耳旁 20 厘米处轻轻摇动,吸引新生儿转头。

（3）也可由家长在新生儿耳旁轻轻呼唤新生儿,吸引新生儿转头。

（4）两只耳朵轮流进行。

（5）每次 1～2 分钟。

注意:声音不宜过响,一侧时间不超过 30 秒。

（三）视听结合训练

怎样训练新生儿以及什么时侯训练新生儿是家长最关心的问题。一般孩子在吃饱后 1 小时左右会有 10 分钟到半小时的觉醒时间,我们要利用新生儿这段觉醒时间进行视听训练。

视听结合训练方法:成人面对新生儿,距离约 20 厘米,一边呼唤新生儿,一边从中线开始(见图 2－168),向左右 90°缓慢移动头部(见图 2－169),吸引新生儿的追视。要求声音亲切温柔,面部表情丰富,体现出真切的爱。

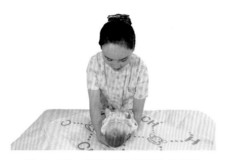
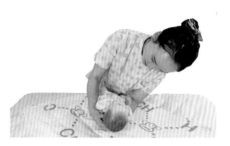

图2-168　视听结合训练准备姿势　　　　图2-169　向婴儿右侧移动头部

以上方法可以训练新生儿的视、听能力及注意力。新生儿很容易疲劳,一般每次视听训练不要超过10分钟,以保证新生儿有充足的睡眠。

(四)大运动、精细运动训练

1.大动作训练　含全身按摩、肢体被动活动、俯卧抬头训练。

(1)全身按摩　按摩可以使体重增加,免疫力增强,刺激神经系统发育,增加亲子感情。腹部按摩可促进肠蠕动,增进消化功能,同时还能达到刺激大脑的效果。

①面部:两手对眉弓部由内向外至太阳穴进行按摩,每次做8下,重复两次(见图2-170);两手在鼻翼两侧由鼻根部向下进行按摩(见图2-171),每次做8下,重复两次。

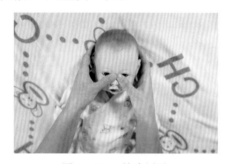
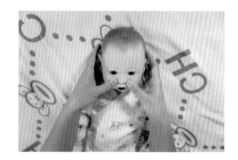

图2-170　按摩眉弓　　　　　　　　图2-171　按摩鼻翼

②胸部:两手从胸部中间开始,避开乳头,由内向上、向外成环形按摩,每次做4下,重复两次(见图2-172、图2-173)。

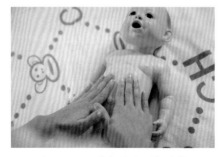
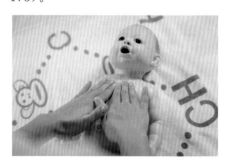

图2-172　胸部按摩预备姿势　　　　图2-173　向外、向上环形按摩

③腹部：顺时针方向对腹部进行按摩，两手交替共 4 下，重复两次（见图 2－174）。

④手脚：每次按摩手心、足心各 8 下，重复两次，再对每个手指、足趾进行搓动，每一部位每次 4 下，共 4 次（见图 2－175、图 2－176）。

注意：将新生儿放在铺着垫子或毛巾的床或台面上，室内温度适宜，新生儿穿单衣；家长洗手后要涂上润滑的护肤油；按摩力度要适中；最好在两次喂奶的中间进行。

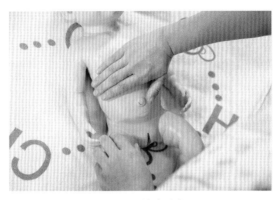

图 2－174　按摩腹部

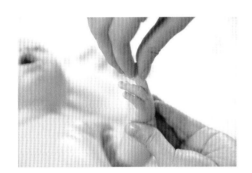

图 2－175　按摩手部

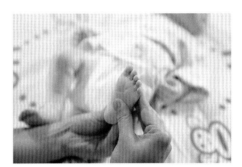

图 2－176　按摩脚部

（2）肢体被动活动　可增加肌肉力量和关节活动度，使体格强壮，同时也促进大脑发育。

①上肢：两手握住新生儿腕部，先平伸、再屈曲做 4 下，每只腕部重复两次（见图 2－177、图 2－178）。

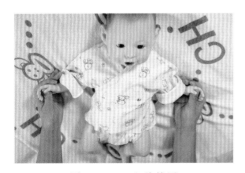

图 2－177　上肢外展

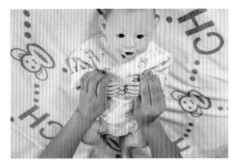

图 2－178　上肢屈曲

②下肢：两手握住新生儿踝部，向上弯曲，然后伸展做8下，重复两次（见图2-179）。

注意：将新生儿放在铺着垫子或毛巾的床或台面上，操作者动作轻柔，注意关节的保护。

（3）俯卧抬头训练　新生儿俯卧在台面上，双手托住新生儿腋下，慢慢托他抬头，可根据新生儿自身的力量逐步减轻上托的力量，每次练习1～2分钟（见图2-180）。

注意：俯卧练习要在喂奶前半小时到1小时进行，切忌在吃奶后马上做。俯卧时注意不要影响呼吸。

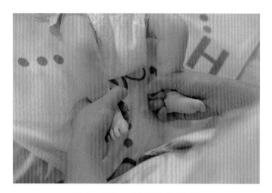
图2-179　下肢被动活动

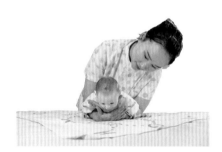
图2-180　俯卧抬头训练

2.精细动作训练　主要是手的灵活性的训练。可让新生儿多握成人的手指或自制小棉条、小玩具等，不定时放于新生儿手中让其抓握（从新生儿手中取出抓物时，可轻触其手背，新生儿会自动放手）。

（五）语言训练

新生儿具备了笑和发音的能力，可在新生儿安静觉醒时，与其面对面，距离约20厘米，用轻柔、舒缓、清晰、高音调的声音对新生儿说话，具体内容可以是儿歌、诗词或安抚性的交流等。持续一会儿，可见新生儿肢体活动增加，出现微笑等愉快反应。

（六）认知能力

新生儿对脸谱性的图形及人脸有与生俱来的敏感和喜爱，可多给新生儿看脸谱型挂饰或与其面对面（距离约20厘米）交流，使其形成对自身以外的人的认识。

五、操作注意事项

1.以上操作程序并不固定，即每次训练不必按（一）至（六）项逐一做完，应视新生儿情绪及生活规律，灵活操作。

2. 以上操作程序为统一整体,可多项同时进行,如做抚触时,可同新生儿说话、播放音乐等。

3. 新生儿室内不必过于安静,维持正常环境即可,但应避免噪声。

4. 不要给新生儿过度的视听刺激,如播放音乐时间每次20～40分钟,每天3～4次即可。避免不停地同新生儿说话,应留给新生儿独处的时间。

项目十一　婴幼儿的安全

一、目的

给婴幼儿提供健康、安全的居家和外出环境,最大限度地保护婴幼儿。

二、操作重点强调

婴幼儿的安全意识薄弱,其安全的防线主要依靠父母及其他监护人构筑,父母要提高自己的安全意识和技能,根据婴幼儿不同阶段认知能力的发展进行适当的、反复的安全教育,最大限度地降低安全隐患。

三、用物准备

居家、户外物品。

四、操作流程

(一) 在家的安全——0～6 个月婴幼儿

1. 窒息的预防

(1) 婴儿床上不要放置可能遮盖婴幼儿口鼻的包被、毛绒玩具等。

(2) 不要让婴幼儿睡在过于柔软的物件上。

(3) 尽量让婴幼儿独自入睡。

(4) 妈妈夜间要在清醒状态下给婴幼儿喂奶。

2. 跌落的预防

(1) 换尿不湿后,不要把婴幼儿单独留在换尿不湿的桌子、床、沙发或椅子上。

(2) 婴儿床要加护栏。

(3) 抱婴幼儿的时候,注意保护婴幼儿的头颈部(见图 2－181)。

(4) 婴幼儿洗头时,用木乃伊约束法(见图 2－182、图 2－183);洗澡时,用交叉抱法(见图 2－184)。

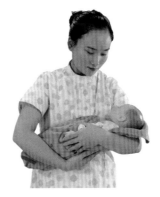

图 2－181　摇篮式抱法

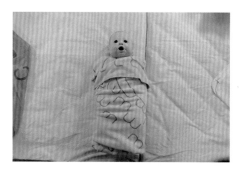

图2-182　木乃伊约束法

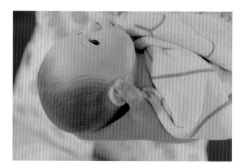

图2-183　托头折耳

3.烧烫伤的预防

（1）一手抱婴幼儿时，另一只手勿同时拿热的食物或水。

（2）婴幼儿洗澡前要先试水温，水温宜在38～42℃（见图2-185）。

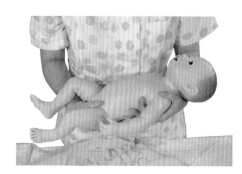

图2-184　交叉抱法

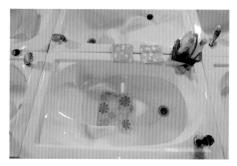

图2-185　洗澡前测水温

（3）冬季睡觉，不要给婴幼儿使用电热毯，热水袋应放在婴幼儿包被外面。

（4）家里热水器、开水壶应放在婴幼儿触摸不到的地方。

（二）在家的安全——7～12个月会爬的婴幼儿（见图2-186）

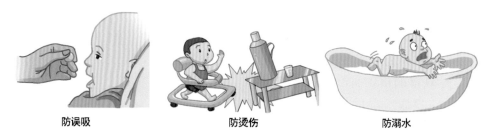

防误吸　　　　防烫伤　　　　防溺水

图2-186　7～12个月婴幼儿的在家安全

1.窒息的预防

（1）不要随便给婴幼儿吃易引起窒息的食品，如苹果、葡萄、果冻等。

（2）家里的药品或者化学用品应放在高处。

（3）勿给婴幼儿玩有尖角或易脱落小零件的物品。

（4）给婴幼儿服药时，要按照医嘱实施。

2. 烧烫伤的预防

（1）不要把热杯子或热碗放在低矮的桌子上。

（2）家用电热设备，比如电热器、电熨斗、电炉等要远离婴幼儿或放在高处。

（3）婴幼儿洗澡前要先试水温。

（4）洗澡时，不要把婴幼儿独自放在水盆里。

（三）在家的安全——1～2岁会走的婴幼儿（见图2-187）

1. 跌倒的预防

（1）保持地面干燥，特别是厨房和卫生间。

（2）家具要牢固，不要有尖角。

（3）靠窗户的地方不要放置凳子和沙发等家具，窗户要安装间距合适的防盗窗。

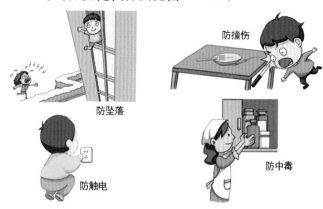

图2-187　1～2岁婴幼儿的在家安全

（4）如果家里有楼梯，要装上安全门；如果有室外阳台，要安装高度合适的围栏。

2. 烧烫电伤的预防

（1）不要把热杯子或碗放在婴幼儿可以触摸到的地方。

（2）家用电热设备，比如电熨斗、电炉等要远离婴幼儿或放在高处。

（3）告诉婴幼儿不要将手指伸进电风扇，不要玩电线、电源插座、插头、开关等，防止触电。

（4）婴幼儿洗澡时，应先放凉水，再放热水。

3. 中毒的预防

（1）家里的药品或者化学用品（清洁剂、化妆品等）应放在高处。

（2）饮料瓶里不要装有其他与标签不符的液体。

（3）不要在家里放置杀鼠或杀虫药。

（4）在厨房安装煤气泄漏探测器。

4. 受伤的预防

（1）不可将尖锐的东西随意放置，如针、叉子、刀子等。

（2）不可用绳子拴住奶嘴挂在婴幼儿脖子上。

（3）不要在家中存放易燃、易爆危险物品，不要让婴幼儿单独燃放鞭炮。

（4）禁止婴幼儿玩尖锐的东西或拿着它们奔跑，例如棒棒糖的棒子、笔等。

(5) 最好采用纽扣的裤子,不要带拉链。

(四)外出的安全(见图 2−188)

1. 活动　外出活动时间应循序渐进,夏季11:00—15:00紫外线最强的时候尽量不要户外活动。外出时要做好防晒工作。

防晒伤

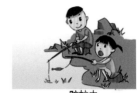
防蚊虫

2. 防蚊虫　外出活动,要涂好防蚊水,尽量少去低矮树荫、水草较多等蚊虫集聚的地方。

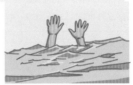
防溺水

3. 防溺水　如果外出时有水上活动,玩水时要看好婴幼儿,做好保护措施,避免呛咳、溺水。

4. 防着凉　婴幼儿外出时,要注意天气变化,随时为婴幼儿增减衣物,并准备好雨具。

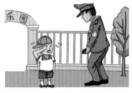
防丢失
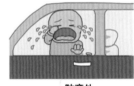
防意外

图 2−188　外出安全

5. 防丢失　不要把婴幼儿一个人放在手推车里,不要让婴幼儿离开父母的视线,父母要留意周边的陌生人。

6. 防意外　开车出行时,要用儿童安全座椅,不要让婴幼儿坐在副驾驶位置,更不要把婴幼儿单独留在密闭的车内,特别是夏季。

7. 流感季节或传染病流行时,尽量不要带婴幼儿去电影院、商场等公共场所。

五、操作注意事项

要根据婴幼儿不同阶段认知能力的发展进行安全教育,减少不安全因素,保护婴幼儿健康安全成长。

‖ 思考题 ‖

新生儿出生后多久能抱出去活动?

参考答案:一般而言,夏天出生的新生儿自出生后 7～10 天,冬天出生的新生儿满月后就可以抱到户外。刚开始要选择室内外温差较小的好天气,每日 1～2 次,每次 3～5 分钟,以后根据新生儿的耐受能力增强逐渐延长。另外,还应根据不同季节而决定到户外的时间。夏季最好选择早、晚到户外去,冬天选择中午气温较高的时候到户外去。出去时衣服不要穿得太多,包裹不要太紧。如果外界气温在 10℃ 以下要减少去户外的活动时间,以免受凉、感冒。

第三章　产妇护理

生育是女性一生中极为特殊的一个生理时期,在这一时期中,女性承担着孕育生命的重大责任。从妊娠到分娩,再到产后康复,女性全身各器官及心理均发生了一系列变化,因此做好产前准备和产后护理对产妇和新生儿的健康有着举足轻重的作用。

第一节　临产前的准备

一、产前的准备工作

产妇在产前做好充分的身心准备是保证安全分娩的必要条件。

(一) 身体准备

1. 生活安排　适当的运动有助于分娩,因此接近预产期的孕妇可以进行轻微的、力所能及的运动,不建议整天卧床休息,但也要尽量避免长时间外出和旅行。

2. 睡眠休息　分娩时体力消耗较大,因此分娩前产妇要保证充足的睡眠和休息,这对分娩十分有利。

3. 夫妻生活　妊娠晚期避免性生活,以免引起胎膜早破和产时感染。

4. 清洁卫生　由于产后不建议立即洗澡,因此产妇在住院待产之前要洗澡,以保持身体的清洁。

5. 陪伴照顾　妻子临产期间,需要丈夫或者其他人的陪伴和照顾。

(二) 精神准备

产妇自身要做好充分的思想准备,要有信心,开心地准备迎接新生儿的诞生;丈夫要给产妇充分的关心和爱护,周围的亲戚朋友及医务人员也要给产妇有利的支持和帮助。

(三) 物质准备

分娩时所需要的物品见表3-1,在妊娠晚期准备齐全,分门别类整理好,准备待产。

表3-1 分娩时需准备的物品

种　类		物　品
住院证件		门诊病历、围生期保健卡、公费医疗证、夫妻双方身份证、准生证
产妇生活用品		脸盆、脚盆、牙膏、牙刷、大小毛巾、带吸管的水杯、卫生巾、产褥期专用卫生护垫、内衣、哺乳胸罩、内裤、拖鞋、外套、餐具、分娩时需吃的点心等
婴儿生活用品	出院时新生儿用品	内衣、外套、包被、帽子、袜子、尿不湿、小毛巾等,以上物品准备齐全,事先包好,做好记号,免得家属迎接新生儿时准备不全
	家里需准备的物品	婴儿床、床垫、垫被、床单、浴盆、浴巾、婴儿护肤品、婴儿洗衣液、婴儿专用棉花棒等

二、分娩先兆的判断

分娩发动前,出现预示产妇不久将临产的症状,称分娩先兆,包括不规则宫缩、见红、破水。

(一)不规则的宫缩

在分娩前1~2周,产妇常出现不规则的宫缩,常在夜间出现,清晨消失,特点是宫缩持续时间及间歇时间不恒定,宫缩弱、强度不增加,这称为"假宫缩"。近预产期宫缩逐渐增强,宫体逐渐变硬。最初宫缩间隔1小时或30分钟一次,之后间隔逐渐缩短,子宫收缩的时间逐渐延长,收缩的强度和疼痛感增强。若产妇出现规律性且逐渐增强的宫缩,每次宫缩持续时间≥30秒,间隔时间5~6分钟,则提示产妇进入临产,应立即去医院。

(二)见红

在分娩发动前24~48小时,产妇出现少量阴道流血,量少于月经,称为见红。见红是分娩即将开始的一个可靠征象。一般见红后24~48小时内产妇就会出现规律宫缩。

见红后,协助产妇仔细核对住院需带的物品,做好入院准备工作。

(三)破水

胎膜提早破裂,羊水从阴道流出,色清。破膜后需立刻垫上干净的脱脂棉,尽量抬高臀部(见图3-1),并立即送往医院检查。

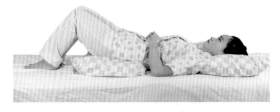

图3-1　臀部抬高

第二节 产褥期护理

产褥期是指产妇将新生儿从胎盘娩出至恢复或接近正常未孕状态所需的时期,一般为 6 周,俗称"坐月子",在此期间,产妇的全身各器官(除乳腺外)从孕产状态逐渐恢复到孕前状态。科学的坐月子,包括充分休息、饮食均衡、劳逸结合、良好卫生、积极康复等,这些可以促进产妇身体的恢复、帮助产妇顺利适应家庭角色转换。如果产褥期未得到充分护理,产妇很容易发生疾病,影响产妇和新生儿的健康。

一、产褥期妇女的生理特点

(一)一般情况

1.体温 大多数产妇在产后体温保持在正常范围内。部分产妇由于产程延长致过度疲劳时,体温可在产后最初 24 小时内略升高,但一般不超过 38℃。不哺乳者因乳房血管、淋巴管极度充盈,于产后 3~4 天体温可达 37.8~39℃,此为泌乳热,属于生理现象,一般持续 4~16 小时后恢复正常。

2.脉搏 产后由于子宫胎盘循环停止及卧床休息等因素,产妇的脉搏略缓慢,每分钟为 60~70 次,约于产后 1 周恢复正常。

3.呼吸 产后腹压降低,膈肌下降,由妊娠期的胸式呼吸变为胸腹式呼吸,使呼吸深慢,每分钟 14~16 次。

4.血压 血压平稳,无明显变化,但妊娠高血压综合征产妇的血压在产后会有明显降低。

(二)生殖系统

胎盘娩出后子宫逐渐恢复至未孕状态的过程称子宫复旧。

1.宫体 胎盘娩出后,子宫圆而硬,宫底在脐下一指。产后第 1 天因宫颈外口上升至坐骨棘水平,致使宫底稍上升平脐(见图 3-2),以后每日下降一指(1~2 厘米),至产后 10 天子宫降入骨盆腔内,此时腹部检查于耻骨联合上方扪不到宫底。

2.宫颈 产后 1 周,宫颈外形及内口基本恢复至未孕状态;产后 4 周,宫颈完全恢复至未孕形态。

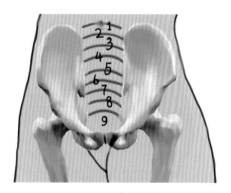

图 3-2 宫底高度

3.外阴 分娩后的外阴轻度水肿,于产后 2~3 日内自行消退。会阴部若有轻度撕裂或会阴切口缝后,均能在 3~5 日内愈合。

4.阴道　分娩后阴道腔扩大,阴道壁松弛及肌张力低,阴道黏膜皱襞因过度伸展而减少,甚至消失。产褥期阴道腔逐渐缩小,阴道壁肌张力逐渐恢复,约在产后3周重新出现黏膜皱襞,但阴道在产褥期结束时尚不能完全恢复至未孕时的紧张度。

5.盆底组织　盆底肌及筋膜在分娩时过度扩张而致弹性减弱,且常伴肌纤维部分断裂。如产后能坚持康复运动,盆底肌有可能恢复至接近未孕状态。如盆底肌及其筋膜发生严重断裂,加上产褥期过早参加体力劳动,可使阴道壁膨出,甚至发生子宫脱垂。

(三)产后宫缩痛

在产褥早期因宫缩引起下腹部阵发性剧烈疼痛称产后宫缩痛。子宫在疼痛时呈强直性收缩,于产后1～2日出现,持续2～3日自然消失,多见于经产妇。哺乳时反射性缩宫素分泌增多会使疼痛加重。

(四)褥汗

怀孕后,因雌激素在体内的含量逐渐增加,使组织中较多的钠、钾、氯和水分潴留;分娩后,体内雌激素水平显著下降,体内多余的水及电解质也随之排出体外,其排泄的主要途径是肾脏和皮肤,而皮肤排泄功能特别旺盛,表现为出汗增多,医学上将此种生理现象称为褥汗。因此产妇在产后的最初几天,出汗较多,以夜间睡眠与初醒时尤为明显,这是机体生理性的自我调节现象,大多于产后1周内自行好转,无须特殊处理。

(五)恶露

产后随子宫蜕膜(特别是胎盘附着处蜕膜)的脱落,含有血液、坏死蜕膜等组织经阴道排出,称恶露。恶露分为以下几类:

1.血性恶露　色鲜红,含大量血液。量多,有时有小血块,有少量胎膜及坏死蜕膜组织。恶露量评估(见图3-3)以一小时的恶露量在卫生巾上留下的痕迹为准。

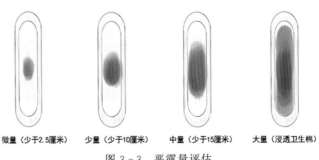

微量(少于2.5厘米)　少量(少于10厘米)　中量(少于15厘米)　大量(浸透卫生棉)

图3-3　恶露量评估

2.浆液性恶露　色淡红,似浆液。含少量血液,但有较多的坏死蜕膜组织、宫颈黏液、阴道排液,且有细菌。

3.白色恶露　黏稠,色泽较白。含大量白细胞、坏死蜕膜组织、表皮细胞及细菌等。

正常恶露有血腥味,但无臭味,持续 4～6 周,总量为 250～500 毫升,个体差异较大。血性恶露约持续 3 日,逐渐转为浆液性恶露,约 2 周后变为白色恶露,约持续 3 周后干净,上述变化是子宫出血量逐渐减少的结果。若子宫复旧不全或宫腔内残留胎盘、多量胎膜或合并感染,则恶露量增多,血性恶露持续时间延长并有臭味。

(六) 乳房

随着胎盘的剥离排出,胎盘生乳素、雌激素、孕激素水平急剧下降,催乳激素水平增高,乳汁开始分泌。当新生儿吸吮乳头时,通过神经冲动可刺激腺垂体分泌催乳激素而促进乳汁分泌;同时,吸吮动作反射性引起神经垂体释放缩宫素,使乳腺腺泡周围的肌上皮细胞收缩,射出乳汁。因此,吸吮刺激是保持乳腺不断泌乳的关键,但也与产妇的营养、水分吸收、睡眠、情绪和健康状况相关。

(七) 腹壁

妊娠期出现的下腹正中线色素沉着于产褥期逐渐消退,紫红色的妊娠纹变为白色。腹壁皮肤受妊娠子宫膨胀的影响产生松弛,需 6～8 周逐渐恢复。

(八) 循环及血液系统

妊娠期增加的血容量于产后 2～3 周恢复至未孕状态。在产后的头 3 日,因子宫收缩及胎盘循环的停止,大量血液从子宫流到体循环,同时产后大量的组织间液回吸收,体循环血容量增加 15％～25％,使心脏的负担加重,所以产后要注意休息,尤其是产后 2 周内。

(九) 消化系统

产后胃酸分泌减少,胃肠肌张力减弱,产妇表现为食欲不佳,喜进流质和半流质食物。产褥期产妇卧床多,运动少,肠蠕动减弱,腹直肌及骨盆底肌松弛,容易发生便秘。

(十) 泌尿系统

妊娠期体内潴留的过多水分在产后主要由肾脏排出,故产后数日尿量增多。分娩过程中膀胱受压造成黏膜充血、水肿,肌张力降低,易致尿潴留。

(十一) 内分泌系统

分娩后雌激素和孕激素水平急剧下降,至产后 1 周已降至未孕水平。产褥期恢复排卵与月经复潮的时间因人而异,哺乳期月经复潮前仍有可能怀孕。

二、产褥期妇女的心理特点

(一) 产褥期产妇的心理变化

产妇的心理变化与妊娠过程、分娩经历、伤口愈合、体态恢复、新生儿性别、新生儿哺乳和健康问题等因素有关。在产后,大部分产妇感到快乐、满足、幸福,但也有些产妇不能进行良好的心理调适,出现失落、悲伤、压抑及焦虑等情绪。

（二）影响产褥期妇女心理变化的因素

许多因素能影响产褥期妇女的心理变化。产妇的一般情况、产褥期的恢复情况、是否有能力胜任母亲的角色、家庭的环境和家庭成员的支持等因素均不同程度地影响产妇的心理变化。这些变化与每个人的个性、身体素质、以往生活经验、当时的身体状态及社会支持等因素相关。

1. 产妇的一般情况　产妇的年龄和身体状况影响着产褥期妇女的心理适应。

（1）年龄　年龄小于 18 岁的妇女，由于本身在生理、心理及社会等各方面发展尚未成熟，在母亲角色的学习上会遇到很多困难，影响其心理适应。年龄大于 35 岁的妇女，心理及社会等各方面发展比较成熟，但体力和精力下降，容易出现疲劳感，在事业和母亲的角色转换上也会面临更多的冲突，对心理适应也有不同程度的影响。

（2）产妇的身体状况　产妇在怀孕时的身体素质，如体格是否健康，妊娠过程中有无出现并发症，是否是手术产都会影响产妇的身体状况，对心理适应也会发生不同程度的影响。

2. 产妇对分娩经历的感受　产妇对分娩过程的感受与产妇所具有的分娩知识、对分娩的期望，分娩的方式及分娩过程支持源的获得有关。当产妇在产房的期望与实际的表现有很大的差异时，则会影响其日后的自尊。研究表明，产钳或剖宫产分娩的产妇心理会产生更多不良影响，可能与担心新生儿健康状况有关。

3. 社会支持　社会支持系统不但提供心理上的支持，同时也提供物质资助。稳定的家庭经济状况，亲朋好友的帮助，特别是家人的理解和帮助，有助于产妇的心理适应，更能胜任照顾新生儿的角色。

（三）产褥期妇女的心理调适

主要表现在两方面：确立父母与孩子的关系、承担母亲角色的责任。根据鲁宾研究结果，产褥期妇女的心理调适过程一般经历 3 个时期。

1. 依赖期　产后前 3 日。产妇的一些需要是通过别人来满足的，如对孩子的关心、喂奶、沐浴等，这时期产妇喜欢用语言表达对孩子的关心，较多地谈论自己妊娠和分娩的感受。较好的妊娠和分娩经历、满意的产后休息、丰富的营养和较早、较多地与孩子间的目视及身体接触将有助于产妇较快地进入第二期。在依赖期，丈夫及家人的关心帮助、医务人员的悉心指导是极为重要的。

2. 依赖—独立期　产后 3～14 日。产妇开始出现较独立的行为，开始注意周围的人际关系，主动参与护理自己的孩子，亲自喂奶而不需要帮助。但这一时期容易产生压抑，可能由分娩后产妇感情脆弱、痛苦的妊娠和分娩过程、糖皮质激素和甲状腺激素处于低水平等因素造成。由于这一压抑的情感和参与新生儿的护理，使产妇极为疲劳，反而加重压抑。消极者可表现为哭泣，对周围漠不关心，停止应该进行的活动等。此期月嫂应及时提供护理、指导和帮助,一方面鼓励家属多关心产妇,让家属也参与到新生儿照顾中;另一方面,可通过为产妇提供新生儿喂养和护理知识,耐心指导并帮助产妇护理和喂养新生儿,鼓励产妇表达自己的心情,并与其他产妇交流等方式,提高产妇的自信心和自尊感,帮助产妇尽快摆脱消极情绪。

3. 独立期　产后 2 周至一个月。此期,新家庭形成并正常运作。产妇、家人和新生儿已成为一个完整的系统,形成新的生活方式。夫妇两人甚至加上孩子共同分享欢乐和责任,开始恢复分娩前的家庭生活。在这一时期,产妇及其丈夫会承受更多的压力,如兴趣与需要、事业与家庭间的矛盾,哺育孩子、承担家庭及维持夫妻关系中各种角色的矛盾等。

三、产褥期护理与保健

(一) 子宫恢复与恶露观察

每日同一时间,排空膀胱后评估子宫复旧(见图 3 - 4)及恶露量、色、气味等情况,如发现异常应及时按摩子宫,遵医嘱用药。如恶露有异味提示有感染的可能,应及时就诊,配合做好血和组织培养标本的收集及抗生素应用。

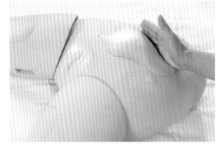

图 3 - 4　子宫复旧检查

(二) 会阴部护理

1. 保持会阴部清洁　不论是自然撕裂,还是切开的伤口,一般都可在 3～5 天愈合。产后会阴遵医嘱用 1:5000 高锰酸钾溶液、0.05％聚维酮碘液或1:2000新洁尔灭溶液冲洗(见图 3 - 5)或擦洗(见图 3 - 6),冲洗原则为由上至下,由外向内;擦洗原则为由上至下,由内向外。如有伤口,先擦伤口,后擦周围,每日 2 次;大便后应该由前向后擦,切忌由后向前,每次便后用新洁尔灭消毒棉擦拭冲洗外阴;出院后每天可用温开水冲洗(情况许可的话可淋浴);为防止伤口污染,注意勤换卫生护垫,避免湿透,浸湿伤口。

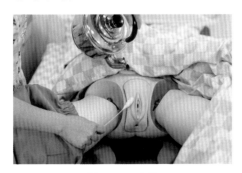

图 3 - 5　冲洗

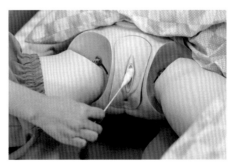

图 3 - 6　擦洗

2. 防止会阴切口裂开　发生便秘时,可用开塞露润滑,不可屏气用力扩张会阴部,尤其是拆线后头2～3天,避免做下蹲、用力动作;解便时宜先收敛会阴部和臀部,然后坐在马桶上,这样可有效地避免会阴伤口裂开。

如会阴左侧有伤口,坐立时身体重心可偏向右侧,这样既可减轻伤口受压而引起的疼痛,也可防止表皮错开;同时避免大腿过度外展而使伤口裂开;因伤口裂开多发生在伤口拆线的当天,故产妇不宜在拆线当日出院。

3. 避免伤口发生血肿

(1) 产后最初几天,指导产妇向会阴切口对侧卧位(见图3-7),防止伤口内积血而形成血肿,影响愈合,也可防止恶露中的子宫内膜碎片流入伤口,形成子宫内膜异位症。

(2) 待4～5天后伤口长得较为牢固,恶露难以流入时,便可采取左右轮换卧位。

(3) 产后两周,可采取膝胸卧位(见图3-8),促进子宫尽快复位。

(4) 注意会阴切口的情况,若术后1～2小时内伤口出现疼痛,且越来越剧烈,应马上与医生联系,及时进行处理。

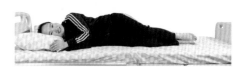
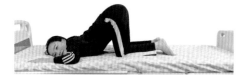

图3-7　右侧卧位　　　　　　　　　图3-8　膝胸卧位

4. 避免会阴切口感染

当会阴切口出现肿胀、疼痛、硬结,并在挤压时有脓性分泌物时,应及时就诊,并在医生的指导下服用抗生素,拆除缝线,以利脓液流出;局部可采用1∶5000高锰酸钾温水坐浴,每天2次,每次10～15分钟,或用清热、解毒、散结中药煎液清洗伤口;使用红外线灯进行局部理疗(见图3-9),也可促进伤口愈合。

5. 伤口水肿护理

当伤口水肿时,在拆线前缝合线勒得很紧,疼痛持续不减。遵医嘱用药(如95%的酒精纱布或50%硫酸镁溶液进行局部热敷、湿敷)(见图3-10),每天2次;卧位时,尽量将臀部抬高一些,以利于体液回流,减轻伤口水肿和疼痛。

(三)乳房护理

1. 一般护理　分娩后第一次哺乳前用温水清洁乳头和乳晕。哺乳时让新生儿先吸空一侧乳房的乳汁后再换另一侧,两侧乳房应交替进行喂哺,以预防两侧乳房大小不等的情况。哺乳期应使用适当的乳罩,避免过松或过紧。

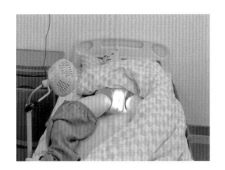

图 3-9 红外线灯理疗

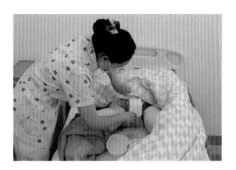

图 3-10 硫酸镁湿敷

2. 乳房常见异常护理

（1）乳头扁平或凹陷（见图 3-11） ①孕期不需要进行任何纠正，因为孕期给予母亲干预没有帮助。孕末期受激素的影响，乳头乳晕会变软，易于伸展。②产后立即帮助母亲与新生儿皮肤接触，尽早开奶，帮助母亲建立母乳喂养的信心。③及时提供各

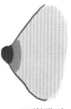 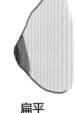 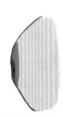

正常乳头 **扁平** **凹陷乳头**

图 3-11 正常、扁平、凹陷乳头

种帮助，帮助母亲尝试用不同的哺乳体位喂养。④尝试使用空针筒利用负压将乳头吸出（见图 3-12 至图 3-15）或使用乳贴（假乳头），以便婴儿含接。⑤还可用十字操法（见图 3-16、图 3-17）促使凹陷乳头突出。

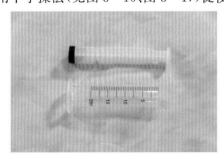

图 3-12 去针头

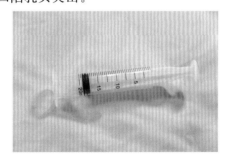

图 3-13 自制负压吸引器

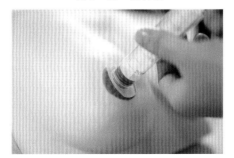

图 3-14 负压吸出乳头方法

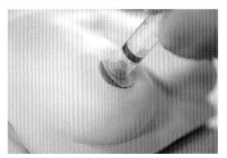

图 3-15 利用负压吸出乳头

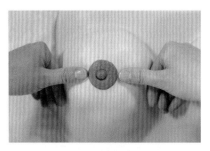

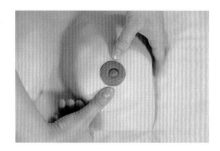

图 3-16　十字操法(左右)　　　　图 3-17　十字操法(上下)

（2）乳头疼痛与皲裂　含接不良是最常见的原因。①产妇取正确、舒适且放松的喂哺姿势，哺乳前挤出少量乳汁使乳晕变软易被婴儿含接；②帮助母亲改善含接姿势，哺乳时，让乳头和大部分乳晕含接在新生儿口内；③哺乳结束时，应用食指轻轻向下按压婴儿下颏，顺势退出乳头，避免在口腔负压情况下强行拉出乳头，以避免乳头皮肤损伤引起皲裂；④哺喂后，挤出少许乳汁涂在乳头和乳晕上，然后暴露于空气中使乳头干燥，乳汁具有抑菌作用且含丰富蛋白质，能起修复表皮的作用；⑤指导母亲不要用肥皂、酒精擦洗乳头，防止乳头干燥，造成皲裂；⑥乳头皲裂轻者在哺乳后局部涂羊脂膏，哺乳前可用水洗净；⑦严重者应停止直接哺乳，可用乳头罩间接哺乳，或将乳汁挤出喂养新生儿。

（3）乳房肿胀　因乳腺管不通畅，组织液和血液增加，阻碍乳汁流出而形成。可能原因是分娩后没有频繁哺乳，乳腺管不通畅，乳汁淤积在乳房内，导致乳房肿胀。

应指导母亲尽早哺乳，早期让新生儿频繁吸吮乳房使乳腺管通畅。

在两次哺乳的中间可用卷心菜等冷敷乳房(见图 3-18)，以减少局部充血、肿胀。

按摩乳房，从乳房边缘向乳头中心按摩，使乳腺管畅通，减少疼痛。方法如下：

第 1 步：用 2 到 3 根手指从外向乳头方向打圈按摩乳房(见图 3-19)；

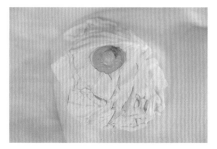

图 3-18　卷心菜冷敷乳房

第 2 步：用整个手掌从底部向乳头尖轻轻拍打乳房(见图 3-20)；

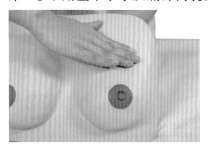

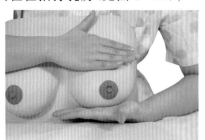

图 3-19　打圈按摩乳房　　　　图 3-20　轻轻拍打乳房

第3步：将拇指和食指放在乳晕周边，轻轻挤奶（见图3-21）；

第4步：拇指和食指在乳晕周边不断变换位置，将所有的乳汁彻底排空（见图3-22）。

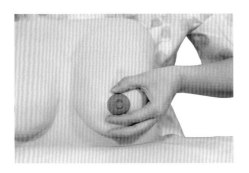 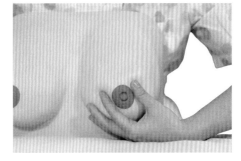

图3-21　轻轻挤奶　　　　　　　图3-22　彻底排空乳汁

乳房肿胀时，帮助婴儿采取正确的姿势，频繁吸吮乳房。婴儿是最好的吸奶器。

配戴合适的乳罩，扶托乳房，减少胀痛。

如婴儿不能吸吮，应教会母亲挤奶。

（4）乳腺炎　乳腺炎是乳腺周围组织发炎，而乳腺腺泡分泌的乳汁并无异常，因此可以继续哺乳。①通过频繁吸吮，可以减轻母亲因乳腺炎引起的不适；②婴儿不能吸吮时，可用以下方法排空乳房，如挤奶、使用手动吸奶器（见图3-23）或电动吸奶器（见图3-24）吸奶、热敷乳房、变换体位等；③指导母亲穿宽松衣服；④哺乳时，先喂健侧；⑤必要时，遵医嘱服用抗生素。

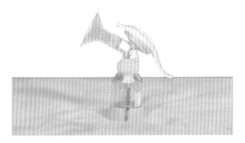 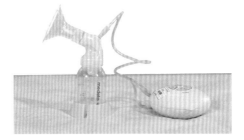

图3-23　手动吸奶器　　　　　　图3-24　电动吸奶器

（5）母乳不足　①早吸吮、勤吸吮；②保持产妇心情愉快，树立信心；③保持充足的睡眠，劳逸结合；④合理的产后营养膳食，多吃蛋白质含量高的汤类食物；⑤按摩，用温毛巾热敷乳房（见图3-25至图3-26）；⑥掌握正确的哺乳方法，多余的乳汁用吸奶器吸掉；⑦必要时使用辅助哺乳装置（见图3-27）。

（6）退奶　因各种原因（如母亲有传染性疾病，或长期服用某些特殊药物），新生儿实施人工喂养时，可采取自然回奶及人工回奶两种。①自然退奶即不进行婴儿吸吮乳头刺激，注意少进汤汁，使乳汁分泌量自然下降以致无乳汁分泌；②人工退奶，即用各种回奶药物使乳汁分泌减少的方法，可遵医嘱口服

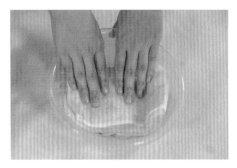

图 3-25　毛巾浸入热水中

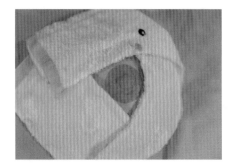

图 3-26　温毛巾热敷乳房

或肌内注射雌激素类药物,如口服乙烯雌酚,每次 5 毫克,每日 3 次,连服 3~5 天;或肌内注射苯甲酸雌二醇,每次 2 毫克,每日 2 次,连续注射 3~5 天。口服或外用中药类回奶药亦可有较好效果,如可用生麦芽 50 克泡茶饮,每日 3 次,连服 3 日,配合退乳;如已泌乳者,可用芒硝退乳。芒硝 250 克碾碎,装布袋分敷于两乳房上并固定,芒硝受湿后应更换再敷,直至乳房不胀。

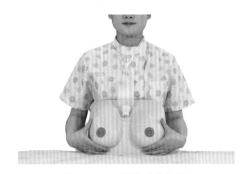

图 3-27　辅助哺乳装置

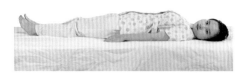

图 3-28　去枕平卧

(四)剖宫产护理

1. 手术当天

(1)硬膜外麻醉应去枕平卧 6~8 小时,头偏向一侧(见图 3-28),以免呕吐物吸入。术后 6 小时始,上下肢肌肉可做些收放动作,产后宜多做翻身动作,促进麻痹的肠蠕动功能及早恢复,使肠道内的气体尽快排出。

(2)护理开放的导尿管,并保持尿管的通畅,勿受压、打折和滑脱。

(3)了解手术情况、失血量及需特殊注意的问题。

(4)密切观察:①生命体征每半小时至 1 小时测 1 次,直至平稳;②腹部伤口有无渗血;③阴道流血量及子宫收缩情况;④导尿管是否通畅,尿量及颜色有无异常;⑤静脉输液情况;⑥意识恢复情况等。

(5)剖宫产术后麻醉药的作用逐渐消失,腹部伤口的痛觉开始恢复,为了能够很好休息,使身体尽快复原,医生会在手术当天或当夜使用一些止痛药物。在此之后,要尽量少用药物止痛,以免影响肠蠕动功能的恢复。伤口疼痛一般会在 3 天后自行消失。

2. 手术一天后

（1）体位 手术第 2 天取半卧位（见图 3-29），只要体力允许，产后 24 小时后应该尽量早下床活动，并逐渐增加活动量。这样，不仅可增加肠蠕动功能，促进子宫复位，而且还可避免发生肠粘连、血栓性静脉炎。

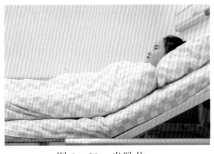

图 3-29 半卧位

（2）观察 ①生命体征平稳后改为每日测 4 次，正常后 3 天改为每日 1 次；②观察肠蠕动及排气情况；③注意腹部伤口有无红、肿、硬结、化脓等；④观察子宫收缩及恶露的量、颜色和气味有无异常；⑤注意尿量、颜色及导尿管有无脱落；⑥询问产妇有无不适等自觉症状。

（3）会阴护理 协助用消毒溶液（如 0.1％苯扎溴铵）擦洗会阴，每日 1～2 次，便后擦洗，勤换消毒会阴垫，以防上行感染。

（4）腹部伤口护理 术后 2～3 日更换敷料时观察伤口情况，无感染者术后 5～7 天拆线；如果伤口发生红、肿、热、痛，不可自己随意挤压敷贴，应该及时就医；术后 2 周内，避免腹部切口沾湿，全身的清洁宜采用擦浴，在此之后可以淋浴，但恶露未排干净之前一定要禁止盆浴。咳嗽、恶心、呕吐时应压住伤口两侧，防止缝线断裂。

（5）指导进食及营养 剖宫产术后约 6 小时，可给予流食 1 天，如蛋汤、米汤、藕粉等，忌食牛奶、豆浆、大量蔗糖等胀气食物。肛门排气后，改用半流质食物 1～2 天，如稀粥、汤面、馄饨等，然后再转为普通饮食。应注意营养丰富，以利于身体康复并满足哺乳需要。

（6）大小便 术后 24～48 小时，麻醉药物的影响消失，膀胱肌肉恢复排尿功能，此时可拔除导尿管。留置导尿管一般于手术后第 2 天、补液结束后拔除，拔除后 3～4 小时应及时自行解尿。卧床解不出时，应起床去厕所，可利用某些条件反射（如听流水声或用温水冲洗会阴等）诱导排尿；也可按摩或热敷下腹部促进排尿；如无法自行排尿，可遵医嘱用药或进行导尿。若术后 4 天仍无大便者，可用通便药如开塞露等，并鼓励产妇尽早活动，并进食富含纤维素的食物，以防便秘。

（7）褥汗 产后一周出汗较多，大汗后要多喝水，及时更换衣物，多晒被褥，注意保暖，谨防感冒。另外应注意保持适宜的室内温度和湿度，使空气清新流通。

（8）产褥期禁止性生活 剖宫产术后 100 天，如果阴道不再出血，经医生检查伤口愈合情况良好，可以恢复性生活。但一定要采取严格的避孕措施，避免怀孕。否则，有瘢痕的子宫容易在做刮宫术时发生穿孔，甚至破裂。

（9）产后检查 产后 42 天左右需要去医院做产后检查，及时了解产妇全身情况、喂养情况,特别是生殖器官恢复情况以及新生儿的生长发育情况。

第三节　常见病症的护理

产后是女性身体最脆弱的时期,非常容易受疾病的侵扰。产后常见病症主要有尿失禁、尿潴留、便秘、痔疮、伤口疼痛、子宫疼痛、耻骨联合处疼痛、尾椎骨疼痛、骨盆韧带疼痛、肌肉酸痛、眩晕和贫血等。处理这些病症,需要先去除病因,然后对症处理,如果处理不当,会影响产妇的身体健康,因此必须加强护理。

一、尿失禁

产后约有 1/3 的产妇可能在咳嗽、打喷嚏等导致腹内压升高时发生压力性尿失禁,表现为咳嗽、打喷嚏时少量尿液不自主流出,常伴尿频。这可能与分娩时间过长导致胎儿先露部位对盆底韧带和肌肉过度扩张、胎儿压迫膀胱过久以及助产手术牵引损伤等有关。

产后尿失禁的锻炼方法主要为盆底肌运动(见图 3-30)。产妇仰卧在床,双脚屈膝微开,收紧肛门、会阴及尿道 5 秒钟,然后放松 5 秒再重复,每次做 10 次左右,同时有规律地抬高臀部离开

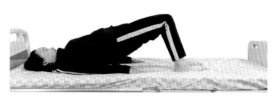

图 3-30　盆底肌运动

床面,然后放下,每次也在 10 次左右。起初,收紧 2～3 秒即可,逐渐增至 5 秒。此动作也可站立或坐位时进行。

一般产后压力性尿失禁经骨盆底肌肉的收缩运动后,多可在 3 个月内复原。若无改善,应做进一步的检查及治疗。

二、尿潴留

在分娩过程中,膀胱受压导致黏膜充血水肿、肌张力降低、会阴伤口疼痛以及不习惯卧床姿势排尿等原因,容易发生尿潴留,而尿潴留使膀胱肿大,妨碍子宫收缩从而会引起产后出血,还易引起膀胱炎。因此,要鼓励产妇产后多饮温开水,尽早自解小便,一般要求在产后 4 小时内排尿一次。

若产妇出现排尿困难,首先要解除产妇的思想顾虑,鼓励产妇坐起排尿;也可用热水袋热敷下腹正中,刺激膀胱肌肉收缩;也可听流水声或用温开水冲洗会阴诱导排尿;也可采用中医针灸针刺中极、曲骨、三阴交等穴位刺激排尿;必要时遵医嘱使用新斯的明等药物,兴奋膀胱逼尿肌促其排尿。如果上述方法无效,医生会给予导尿管导尿,必要时会留置导尿管 1～2 天。

三、便秘

产妇产后大便数日不解或排便时干燥疼痛,难以解出,称为产后便秘。

引起产后便秘的原因,主要为以下五个方面:

1. 产后胃肠功能减弱,蠕动缓慢,肠内容物停留过久,水分被过度吸收。

2. 产后腹壁和骨盆底的肌肉收缩力量不足。

3. 分娩时会阴和骨盆损伤,通过神经反射,抑制排便动作。

4. 产后饮食过于讲究高营养,缺乏纤维素。

5. 产后下床活动少,许多产妇不习惯在床上用便盆排便。

产妇便秘重在预防,产后尽早适当活动可促进肠蠕动,帮助恢复肌肉紧张度,有利于产后康复。平素体健、顺产的产妇,产后第二天即可开始下床活动,逐日增加起床时间和活动范围,也可以在床上做产后体操(缩肛运动等)锻炼骨盆底部肌肉,早晚各一次。合理搭配产妇饮食,荤素结合,适当吃一些新鲜蔬菜瓜果,避免吃刺激性食物。注意保持每日定时排便的习惯。如果便秘症状较重,按医嘱使用通便药物。

四、痔疮

怀孕后,增大的胎儿可压迫直肠,使直肠肛门的静脉回流受到影响,再加上孕期容易便秘,这样不仅容易发生痔疮,而且可使原有痔疮加剧。

产后痔疮的保健,包括以下几个方面:

1. 保持大便通畅,以防出现便秘。孕妇既要注意食物中的营养成分齐全、数量充足,又应适当多吃些纤维素较多的蔬菜,如芹菜、丝瓜、白菜、萝卜等,以增加肠蠕动,并注意多喝水。

2. 孕妇应避免久坐久站,适当参加一些体育活动。

3. 最好养成每天早上定时排便的习惯。大便干结,难以排出时,可以吃些蜂蜜、香蕉等润肠食物。

4. 可做缩肛运动,促进肛门部的血液循环,帮助静脉回流。每次做 30 回,早晚各锻炼 1 次。

5. 条件许可时可每日用 40～42℃高锰酸钾溶液坐浴,促进血液循环。

6. 不要饮酒,不吃辣椒、芥末等刺激性食物。手纸宜柔软洁净。内痔脱出应及时慢慢托回。内裤常洗常换,保持干净。如症状严重,应去医院诊治。

五、产后疼痛

产后疼痛是产妇最常见的问题,疼痛原因有以下几个。

1. 伤口疼痛　经阴道自然分娩常常造成会阴部损伤,其疼痛程度因裂伤大小、范围、个人对疼痛的敏感程度,以及有无并发血肿、感染等有关。一般伤口疼痛在分娩刚结束数小时到 24 小时内最为严重;剖宫产的伤口疼痛比自然分娩严重,现在大多数产妇在剖宫产术后都会选择采用镇痛泵帮助止痛。另外,建议产妇使用束腹带来固定伤口,以减少活动的牵拉,减轻疼痛。一般来说,伤口疼痛大多在数天到数周内可以消失。

伤口疼痛根据情况的不同有不同的处理方式。

(1)一般疼痛 采取不直接压迫伤口的姿势坐卧,如侧卧、背靠床半卧,或坐时重心偏向伤口对侧等姿势,必要时按医嘱服用止痛药以减轻疼痛。

(2)肿痛严重 按医嘱初期可用冰袋敷,24 小时后可热敷。如果并发血肿、伤口肿胀、瘀青等,可根据情况采取手术止血或伤口引流。

(3)并发感染 多在产后 3~7 天出现,伤口局部出现红肿、疼痛、缝合处裂开等,护理时保持伤口干燥,对重新缝合的裂开伤口,按医嘱使用抗生素。

2.子宫疼痛 产后在下腹部常鼓起一个圆形且硬邦邦的东西,子宫会有强直性收缩,以减少胎盘剥离后的出血,这时的宫缩痛多与胎次有关,经产妇多比初产妇严重。如果收缩良好且恶露不多,可通过按摩来缓解。

感染也会导致子宫疼痛,常见于破水时间过长致羊膜绒毛膜炎或胎盘娩出时借助器械的产妇,表现为恶露有异味,并有脓样分泌物,腹痛及子宫有触痛,甚至出现发热、畏寒等感染性全身症状。

子宫疼痛的处理方法是按医嘱使用抗生素及止痛药,半卧位引流。

3.耻骨联合处疼痛 由于怀孕后体内激素的改变,孕后软骨结构变松,骨盆扩张,部分孕妇可在妊娠末期出现耻骨联合处疼痛,产后数日内也有。产后产妇可卧床休息,并按医嘱使用止痛药止痛,后期可以做些恢复运动。一般数周内可以恢复正常。

4.尾椎骨疼痛 胎儿较大、骨盆较小及产程过长的产妇,由于尾椎骨移位、骨膜发炎或神经受压迫,可出现尾椎骨疼痛。开始时可以按医嘱用止痛药并多休息,后期可做些恢复运动。一般数星期可以恢复。

5.骨盆韧带疼痛 这是产后子宫恢复过程中出现的疼痛,程度一般轻微,大多不必理会,能自行恢复。

6.肌肉酸痛 产后常常有手、脚、腰、背等处肌肉的酸痛,尤其是产程过长或平时很少运动的产妇更容易出现肌肉酸痛。这是肌肉过度运动,使得乳酸堆积的结果,可通过热敷和按摩相应部位,来促进血液循环、减轻疲劳。此外,适当休息也是减痛的好方法。如果疼痛较严重,可以按医嘱使用局部止痛药。一般数日内可以痊愈。

7.膀胱疼痛 产程过长、排尿不顺畅、尿液积在膀胱内无法排出的产妇,产后可出现膀胱疼痛,建议减少喝水,进行排尿训练,必要时导尿;对剖宫产后放置导尿管发生感染者,按医嘱使用抗生素来对抗感染和发炎,通过多喝水帮助细菌排出。

8. 咽喉疼痛　部分产妇分娩时大喊大叫,或者发生了上呼吸道感染,或者剖宫产产妇通过插管进行全身麻醉,这些情况都可能导致产后咽喉部疼痛。护理时要让产妇多喝水、少说话,使用消肿止痛药,并发细菌感染时按医嘱使用抗生素。这种疼痛大多于数日后可以消失。

9. 头痛　头痛的原因很多,一般常见的是"紧张性头痛",多发生于压力大、感冒、睡眠不足、体力透支的产妇,感觉到太阳穴紧绷,可以服用止痛药缓解症状。

10. 胃痛　多见于手术后禁食的产妇,或是因为精神压力大、原本有胃肠道疾病史的产妇。建议保持饮食清淡,必要时按医嘱服用胃药、止痛药和调节胃肠功能的药物,大多于数日内可恢复正常。

11. 肠绞痛、胀痛　疼痛多发生在肚脐周围,发作时除感觉肠绞痛外,还有便意,程度时重时轻,位置不定,可能伴有便秘或腹泻。多见于患胃肠炎、经历多次手术的产妇,建议保持饮食清淡,必要时按医嘱服用调整胃肠功能的药物。

六、下床眩晕

产后下床晕厥多由体位性低血压引起。体位性低血压是由各种原因导致的直立时血压较平卧时下降的一组临床综合征。常发生于产妇产后初次起床排尿时,可表现为面色苍白、出冷汗、脉搏快及一过性意识不清,血压多无明显改变。这是因为产妇分娩后,随着胎儿的娩出,腹部压力降低,大量血液回流腹部,以及分娩时失血,导致外周血容量相对减少。产妇初次下床时,由卧位到站立,可发生头部供血不足而导致体位性低血压的发生。

1. 卧床产妇准备离床时,应先侧卧位(见图 3-31)适应几分钟。

2. 然后用手支撑上身慢慢坐起(见图 3-32)。

3. 放下两腿悬挂 2~3 分钟(见图 3-33),若无眩晕、视物模糊、出冷汗等症状,才可慢慢地起立。

二维码 3-2
产妇下床指导

4. 若是剖宫产的产妇,可取抱枕贴在腹部(见图 3-34),以免走路时牵拉伤口引起疼痛。

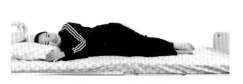

图 3-31　侧卧位

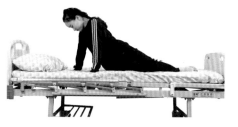

图 3-32　手支撑上身

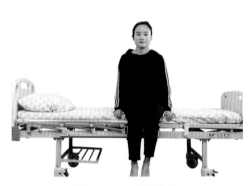
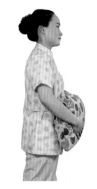

图 3-33　两腿悬挂　　　　　　　　图 3-34　腹部贴抱枕

5.在体位改变过程中,要观察产妇的面色、皮肤湿度、心率、血压等,如有不适则立即平卧。起床时不要过急,离床活动需有人陪伴,以免摔倒。

一旦发生体位性低血压,应立即将产妇置于硬板床上,稳定其及家属的情绪。取头低足高位平卧(见图 3-35),注意保暖,检查产妇产后出血情况。指导做深呼吸,全身放松,同时给予心理护理,解除产妇紧张恐惧心理。如果阴道流血不多,可让产妇卧床休息,同时密切观察面色、心率及血压等变化,进食高热量易消化食物;如平卧后症状改善不明显者,立即报告医生给予对症处理(如肌注缩宫素、补充血容量、吸氧等)。

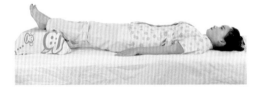

图 3-35　头低足高位

七、贫血

产后贫血一部分是分娩时出血过多造成,还有一部分是妊娠期就有贫血症状,但未能得到及时改善。贫血会使人全身乏力、食欲不振、抵抗力下降,严重时还可以引起胸闷、心慌等症状,并可产生很多并发症,所以一旦确诊应及时治疗。

轻度贫血是指血色素浓度在 90 克/升以上,可以先通过饮食加以改善。建议平时多吃一些含铁及叶酸较多的食物,如鱼、虾、蛋以及绿叶蔬菜、谷类等;中度贫血是指血色素浓度为 60～90 克/升,建议在改善饮食基础上,根据医生建议服用一些药物;严重贫血是指血色素浓度低于 60 克/升,此类产妇需要进行进一步治疗(如输血等)。

第四节　产妇生活护理

产妇生产后,家人应体贴关心产妇,营造舒适的居室环境,多承担各种家务和养育婴儿的工作,并协助产妇完成各项基本生活护理,使产妇保持身体清洁干净,心情舒畅,以良好的精神状态顺利渡过月子期。

一、居室布置要求

一般产后需要一个舒适安静的休养环境,因为这直接影响产妇的情绪和身体健康。具体要求如下:

1. 室内清洁整齐　保持房间整洁卫生,产妇及婴儿的物品分类整理放置。

2. 保持安静　安静的环境有助于产妇和婴儿的休息,产褥期应尽量减少亲友来访,避免频繁地探视刺激婴儿,引起婴儿的不安和哭闹。

3. 适当美化环境　房间要舒爽怡人,阳光要充足,环境舒适能让产妇心情愉悦,布置适当不但有助于婴儿早期感觉功能的训练,而且能让婴儿感受家庭的温馨,但不宜在室内放置香味过浓的鲜花和过多的绿色植物,或者在室内吸烟,以免影响产妇和婴儿的健康。

4. 温湿度适宜　产妇的卧室应是冬天温暖,夏天凉爽,冬天室温可保持在 20～25℃,相对湿度保持在50％～60％。夏季室温可保持在 22～28℃,室温过高时,可以用电风扇、空调进行防暑降温。电扇、空调风不可直吹产妇和新生儿。

5. 室内空气流通　无论春夏秋冬,每天都要定时开窗换气(见图 3－36),使房间空气总是保持新鲜。每天通风 1～2 次,每次 30 分钟,开窗换气时妈妈和婴儿可暂时离开房间。

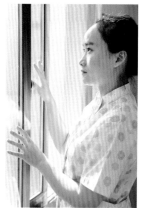

图 3－36　开窗换气

二、产妇基本生活护理

(一) 洗头、梳头的护理

分娩过程中,产妇会大量出汗,头发和头皮容易黏附环境中的灰尘,同时过多的油脂也会滋生真菌、细菌。在月子里通过洗头、梳头,不但可去掉产妇头发中的灰尘、污物,保持清洁卫生,避免引起细菌感染,而且可刺激头皮,使产妇心情舒畅,还可促进头皮血液循环,增加头发生长所需要的营养物质,避免产后脱发,使头发更密、更亮。

坐月子期间,只要健康情况允许就可以洗头、梳头,但需要注意以下几点:

1. 洗头时水温要适宜,最好保持在 37～40℃。

2. 产后头发易脏,且易掉头发,要用温和的洗发水或是护发素进行护理。

3. 洗头时可用指腹按摩头皮(见图 3－37)

4. 洗完头后及时用毛巾把头发擦干(见图 3－38),然后用吹风机将头发吹到几乎全干,再用一块干毛巾把头发包裹住,避免湿发挥发时带走大量的热量,使头皮血管在受到冷刺激后骤然收缩,引起头痛。

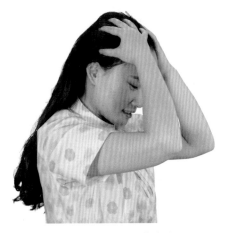
图 3-37 指腹按摩头皮

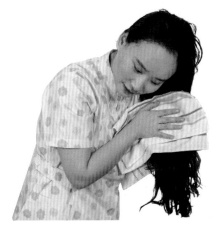
图 3-38 擦干头发

5. 洗完头后，在头发未干时不要结辫，也不可马上睡觉，避免引起头痛。在整理头发的时候，最好使用木质梳子，这样不会引起头发静电刺激头皮。

（二）洗澡的护理

产后及时清洁身体可使皮肤清洁干净，避免皮肤和会阴伤口感染；帮助产妇解除分娩疲劳，保持心情舒畅；加深产妇睡眠、增加食欲；还可促进会阴伤口的血液循环，加快愈合。但需要注意以下几点：

1. 如果产妇会阴部无伤口及切口，夏天在产后 2～3 天、冬天在产后 5～7 天即可淋浴。

2. 应选择淋浴（见图 3-39），不宜盆浴，以免水进入阴道引起感染。

3. 浴室一定要事先铺上防滑垫，必要时可放一张塑料高背椅，供产妇靠扶。

4. 夏天浴室温度保持常温即可，天冷时浴室宜暖和、避风。洗澡水温宜在 37～40℃。

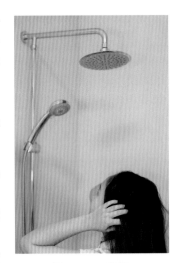
图 3-39 淋浴

5. 产妇沐浴时，室内门窗关闭，长时间沐浴会导致产妇头晕胸闷，所以每次洗澡的时间不宜过长，一般 5～10 分钟即可。

6. 洗后尽快将身体上的水擦去，及时穿上御寒的衣服。

7. 沐浴时最好有人守在浴室外，以防突发状况。

8. 如果会阴伤口大或撕裂伤严重、腹部有刀口，可先擦浴，等伤口愈合才可淋浴。擦浴的步骤为：

（1）调节好室内温度，以 26～28℃ 为宜，关好门窗，准备好擦浴用品，50～60℃ 热水。

（2）擦浴顺序：自上而下，依次为脸、耳、颈、上肢、胸、腹、背、下肢、会阴。

（3）擦干，换上干净的棉质衣服。

（4）整理床铺，及时更换干净的床单。

（三）刷牙的护理

怀孕期间，因为内分泌的变化，孕妇容易出现牙龈红肿、出血，发生牙龈炎。产后若不注意口腔卫生，炎症会加重。同时，产后营养丰富的食物是细菌繁殖的温床，容易导致产妇出现龋齿、牙龈炎等。所以产妇应该注意早晚用温水刷牙、餐后要及时漱口，保持口腔卫生。注意事项如下：

1. 产妇刚生产后可能感到疲乏，此时可用盐水、温茶水等漱口。

2. 一旦体力初步恢复，能够下床活动后，应尽早恢复刷牙，清除口腔的污物。刷牙时应用温水，牙刷要选用软毛牙刷（见图3－40）或选用产妇专用牙刷以免损伤牙龈。

3. 产后3天内建议采用指刷法（见图3－41），具体做法是将右手食指洗净，或用干净纱布裹在食指上，再将牙膏挤于指上，就像用牙刷一样来回上下揩拭，然后用食指按摩牙龈数遍。

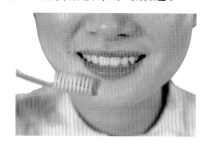
图3－40　刷牙

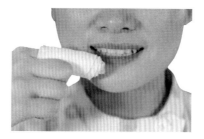
图3－41　指刷法

4. 每天早上和临睡前各用温水刷牙一次。要用竖刷法，上牙应从上往下刷，下牙应从下往上刷，咬合面上下来回刷，而且里里外外都要刷到，切记不要用力过度。

（四）穿着的护理

1. 衣着厚薄要适中，应根据季节变化注意增减。

2. 产后身体大量出汗，内衣宜穿吸水性较强的棉制品，外衣要柔软透气。炎热季节应注意防暑。

3. 胸罩要宽大、合适，产妇可选哺乳胸罩，以便托起乳房，既使乳汁排出通畅，又可防止乳房下垂，保持胸部美观。胸罩内可以垫溢乳垫。

4. 冬季宜选用纯毛编织或纯棉布缝制的帽子，保暖而无刺激。

5. 月子里，宜选用穿脱方便又能吸汗的平底布鞋，鞋底较软，无论是产褥期还是哺乳期均不宜穿高跟鞋。

（五）卫生的护理

产后头几天，产妇的汗液和乳汁常常沾湿衣服，血性恶露也较多，因此产后内裤、内衣要天天换，天天洗，以保持卫生，防止引起皮肤和生殖器官感染。

第五节　母乳喂养

母乳是婴儿最理想的天然食物,世界卫生组织建议在婴儿出生后6个月内进行纯母乳喂养,并在添加辅食的基础上,坚持哺乳24个月以上。

一、母乳喂养的好处

母乳是婴儿最理想的食物,它不仅含有婴儿生长发育所必需的全部营养成分,而且其成分及比例还会随着婴儿月龄的增长而有所变化,即与婴儿的成长同步变化,以适应婴儿不同时期的需要。母乳中含免疫物质,可以减少婴儿感染性疾病的发生。母乳喂养可减少婴儿成年后肥胖、高血压、糖尿病、冠心病的发生概率。婴儿吸吮时的肌肉运动也有助于面部的正常发育,且可预防因奶瓶喂养引起的龋齿;并且直接吸吮乳头取得乳汁,不会污染,温度适宜。

此外,母乳喂养有利于子宫复旧;降低母亲患乳腺癌、卵巢癌的危险性;促进母亲体型恢复,母乳喂养时,婴儿与母亲皮肤的频繁接触,有助于母婴间的感情联系,对婴儿建立和谐、健康的心理有重要的作用。

二、泌乳的机制

产后泌乳最关键的一点在于母亲乳头受到婴儿吸吮动作的刺激。婴儿吸吮乳头后产生的感觉冲动传入下丘脑,再分别刺激垂体前、后叶,使泌乳素和催产素的合成与释放增加,两者共同作用于乳房,使乳汁大量分泌和喷射。

泌乳素主要促使乳汁的分泌,催产素(除了促进子宫收缩外)则促使乳汁的喷射(下奶)(见图3-42)。由于婴儿频繁吸吮,乳汁分泌也不断产生,不断增多,完全能满足婴儿的需要。

要使母亲始终保持有充沛的乳汁,必须注意以下几点:

1. 早接触、早吸吮　在宝宝出生、擦干净身上的血迹后,马上让宝宝裸体趴在母亲胸前(见图3-43)(背部要覆盖干毛巾以防受寒),宝宝会乳爬并开始吸吮母亲的乳头,这样

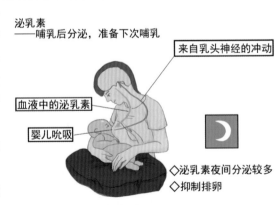

图3-42　泌乳机制

的接触最好能持续60分钟以上。由于尽早地让新生儿吸吮了乳头,可使母亲体内产生更多的泌乳素和催产素,而母婴间持续频繁的接触,使这些反射不断强

化,从而达到了理想的程度。这样母亲的乳汁在新生儿出生后马上就开始分泌了。

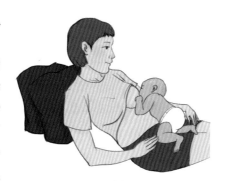

图 3-43　早接触、早吸吮

2.母婴同室,按需哺乳　母婴同室指母亲与新生儿 24 小时在一起,如要离开母亲,应不超过 1 小时,要尽可能多地进行母婴肌肤接触。所谓按需哺乳就是孩子饿了随时让他吃,不要硬性规定时间。产后一周是逐步完善泌乳生理的关键时刻。泌乳要靠频繁吸吮来维持,乳汁越吸才能越多。故哺乳次数应频繁些,特别是头 2~3 日,每日的吸吮次数应在 8~12 次以上。

3.坚持夜间喂哺　夜间泌乳素分泌活跃,有利于乳汁的分泌,鼓励夜间喂哺。

4.必要时排空乳房　有些新生儿可能在出生的最初几天吸吮无力或吸吮次数不足,因此,必要时,可在吸吮后指导产妇将母乳挤出后喂养。母亲在每次充分哺乳后挤净乳房内的余奶。这额外的刺激能通过泌乳反射促使下次乳汁分泌增多,这样才能满足婴儿奶量日益增长的需要。

5.避免使用奶瓶　正常的新生儿出生时体内已储备了一定的水分和热量,而且新生儿初生时胃容量很小,初乳虽然量不多,但只要新生儿频繁地吸吮就完全能满足新生儿的需要。担心初乳量太少会饿坏新生儿,用奶瓶给孩子喂糖水或牛奶,这种做法会妨碍母乳喂养的顺利进行:①会产生乳头混淆,新生儿拒绝吃母乳,因为吸吮橡皮奶头省力,容易得到乳汁;②新生儿被喂饱糖水或牛奶后失去了渴求吸吮母乳的欲望,乳头由于得不到频繁的吸吮刺激,乳汁分泌就会减慢、减少,人为地造成乳汁不足的现象。

6.饮食　为促进足够的乳汁分泌,满足泌乳活动所消耗的热量及新生儿生长发育的需要,产妇饮食应为高蛋白的平衡饮食。适当喝汤,如鱼汤、骨头汤、鸡汤等,也应注意摄入一定的纤维素食物。不宜吃辛辣和刺激性食物,避免饮烈性酒,禁烟、禁饮咖啡及禁忌药物。

7.休息与活动　产妇应保证充分的休息,尽量与新生儿同步休息,生活有规律。

8.其他　保持心情愉快,经常抚摸孩子,多与孩子目光交流,有助于乳汁分泌。

三、乳汁的类型

1.初乳　是指产后 7 日内分泌的乳汁,呈黄色或橘黄色,质稠。分娩后越早的乳汁中抗体含量越多,最初 5 小时内是最多的。初乳中含丰富的抗体,可保护婴儿,可防止感染和过敏,含生长因子,可帮助肠道成熟,防止过敏及乳汁不耐受,脂肪和乳糖含量较成熟乳少,极易消化,是新生儿早期理想的天然食物。

2.过渡乳　产后7～14天母亲所分泌的乳汁称为过渡乳,是初乳向成熟乳过渡时期的乳汁,色白,与初乳比,蛋白质含量逐渐减少,而脂肪和乳糖含量逐渐增加。

3.成熟乳　成熟乳在产后10～14天产生,颜色较清,产量高,密度低,每天700～1000毫升。

四、母乳喂养的体位和技巧

(一)母乳喂养的体位

1.摇篮式(见图3-44)

(1)母亲坐椅高度合适,放一个枕头在背后,支撑母亲背部。

(2)母亲腿上放个枕头,抬高新生儿,使母亲不必向前倾着喂奶。

(3)椅子太高,放一小凳子在母亲脚下,使母亲舒适。

(4)身体贴近母亲,婴儿头和身体呈一直线,脸贴近乳房,鼻子对着乳头。若是新生儿,母亲还要托起婴儿头肩部及臀部。

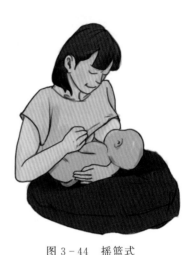

图3-44　摇篮式

2.卧位式(见图3-45)

(1)母亲舒适放松体位躺着,侧卧位。

(2)新生儿头不要枕在母亲手臂上,母亲手可放在婴儿头上方枕头旁。新生儿也卧位,同样婴儿头和身体呈一直线,脸贴近乳房,鼻子对着乳头。

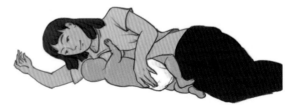

图3-45　卧位式

(3)母亲的手不要按住新生儿头部,要让新生儿头部能自由活动。

3.交叉式(见图3-46)

(1)母亲坐椅高度合适,放一个枕头在背后,支撑母亲背部。

(2)母亲用乳房对侧的胳膊抱住婴儿,用前臂托住婴儿的身体。

(3)母亲的手在婴儿耳朵或更低一点的水平托住婴儿的头部,婴儿的头枕在母亲手上。

(4)用枕头托住婴儿身体,可用乳房同侧的手托起乳房,不是将婴儿的脑部推向乳房。

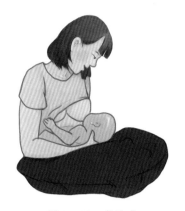
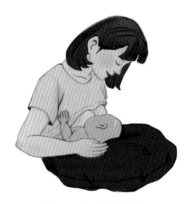

图 3 - 46　交叉式　　　　　图 3 - 47　橄榄球式

4. 橄榄球式（见图 3 - 47）

（1）把婴儿放在母亲体侧的胳膊下方，使婴儿面朝母亲，鼻子到母亲的乳头高度，婴儿双脚伸在母亲的背后。

（2）母亲的胳膊放在大腿上（或身体一侧）的枕头上，用手托起婴儿的肩、颈和头部。

（3）母亲用另一只手可呈"C"形托住乳房，引导婴儿找到乳头。

（4）用母亲的前臂撑住婴儿的上背部。

（二）托乳房方法（见图 3 - 48）

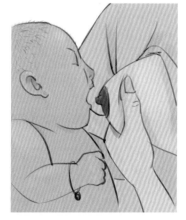

图 3 - 48　托乳房

1. 食指支撑乳房基底部，靠在乳房下胸壁上，大拇指放在乳房上，用"C"字形托起乳房上方。

2. 两个手指轻压乳房，改善乳房形态，使婴儿容易含接。

3. 母亲的手不应离乳头太近（2～3 厘米），不要用"剪刀"或"雪茄"式。

（三）含接姿势

1. 每次喂哺先将乳头触及婴儿的嘴唇。

2. 诱发觅食反射（见图 3 - 49），使婴儿嘴张大。

3. 婴儿正确含接（见图 3 - 50）时，嘴张得很大，下唇向外翻，舌头呈勺状环绕乳晕。面颊鼓起呈圆形，婴儿口腔上方有更多的乳晕，婴儿进行慢而深的吸吮，有时突然暂停，同时能看到婴儿吞咽奶液的动作和听到吞咽的声音。

（四）挤奶的技巧

1. 挤奶前要清洗双手，将准备的容器靠近乳房。

2. 将拇指及食指放在距乳头根部二横指（见图 3 - 51），二指相对，其他手指托住乳房。

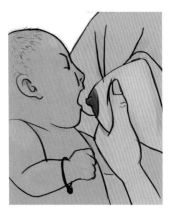
图 3 - 49　诱发觅食反射

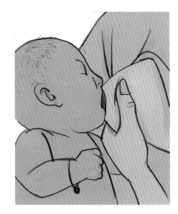
图 3 - 50　含接

3.用食指及拇指向胸壁方向轻轻下压（见图 3 - 52），不可压得太深，反复一压一放。

4.沿着乳头从各个方向依次挤净所有的乳窦（见图 3～53），挤压 3～5 分钟后换另一侧，每次挤奶 20～30 分钟。排空乳房的动作类似于婴儿的吸吮刺激，不要只挤压乳头，因为挤压乳头不会出乳汁。

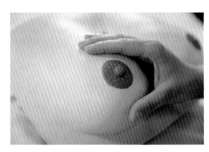
图 3 - 51　挤奶的位置

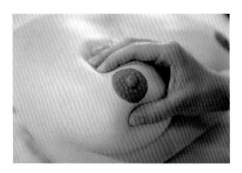
图 3 - 52　下压

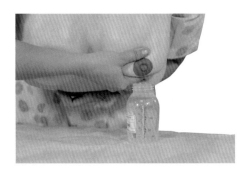
图 3 - 53　对挤

第六节　产后康复操

产妇产后要适当活动，若产后会阴部无裂伤、疲劳已消除、身体没有其他严重疾病，在产后 12 小时便可坐起进餐、进水，24 小时后可站起来为新生儿换尿布。起床的第一天，早晚先在床边坐上半小时，第二天起在房间里慢慢地走走，每天 2～3 次，每次 30 分钟。第一次下床走动时要有人陪伴，以防眩晕而摔倒，且勿站

二维码 3 - 3
产后康复操

立太久,以后逐渐增加活动次数和时间,半个月后开始做些轻微的家务,做到劳逸结合,其间可开始产后康复运动。

一、目的

1. 促进子宫的收缩及复原。
2. 促进阴道肌肉的收缩,防止阴道松弛。
3. 增加腹肌收缩力,恢复健美身材。
4. 恢复会阴及骨盆底部肌肉的弹性及张力,防止子宫及阴道下垂。

二、操作重点强调

根据个体情况,循序渐近。

三、用物准备

环境清洁,光线明亮,温度适宜;瑜伽垫、瑜伽球、高度合适的靠背椅、枕头等;宽松舒适的衣物;产妇排空膀胱,于进食1小时后开始运动,并于进食半小时前停止运动。

四、操作流程

1. 深呼吸运动(见图 3 - 54)

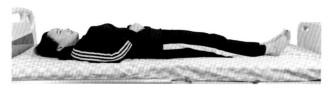

图 3 - 54 深呼吸运动

(1)时间 可于产后第 1~3 天开始,每日做 2 遍,每遍做 4~8 次。

(2)方法 平躺,嘴闭紧,用鼻孔缓缓吸气,同时将气往腹部送,使腹部鼓起,再慢慢呼出,腹部会渐渐凹下去。

(3)作用 增加腹肌弹性。

2. 抬头运动(见图 3 - 55)

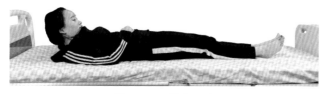

图 3 - 55 抬头运动

（1）时间　可于产后第 1～3 天开始，每日做 2 遍，每遍做 4～8 次。

（2）方法　平躺，保持身体其他部位不动，举起头尽量弯向胸部。

（3）作用　使颈部和背部肌肉得到舒展。

3. 上肢运动（见图 3-56）

（1）时间　可于产后第 1～3 天开始，每日做 2 遍，每遍做 4～8 次。

（2）方法　平躺，两手臂左右平伸，上举至胸前，两掌合拢，然后保持手臂伸直放回原处。

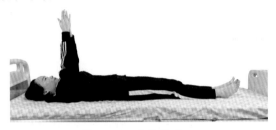

图 3-56　上肢运动

（3）作用　增加肺活量，恢复乳房弹性。

4. 下肢运动（一）（见图 3-57）

（1）时间　可于产后第 3～10 天开始，每日做 2 遍，每遍做 4～8 次。

（2）方法　平躺，一腿膝盖弯起，让大腿靠近腹部，脚跟贴近

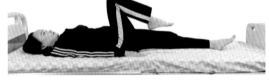

图 3-57　下肢运动（一）

臀部，伸直放下；再弯另一条腿重复做。

（3）作用　促进臀部、大腿肌肉恢复弹性及曲线。

5. 下肢运动（二）（见图 3-58）

（1）时间　可于产后第 3～10 天开始，每日做 3 遍，每遍做 4～8 次。

（2）方法　平躺，将一条腿尽量抬高与身体垂直，放下后另一腿做相同动作。以后可练习将两腿同时举起。

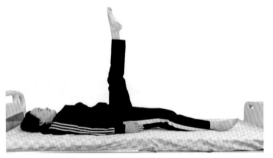

图 3-58　下肢运动（二）

（3）作用　促进子宫及腹部肌肉收缩，恢复腿部曲线。

6. 屈膝抬臀运动（见图 3-59）

（1）时间　可于产后第 14 天开始，每日做 2 遍，每遍做 4～8 次。

（2）方法　平躺，弯起两腿呈直角，抬高臀部，挺起身体，肩部支撑，两膝并拢，脚分开，同时收缩臀部肌肉，重复几次。

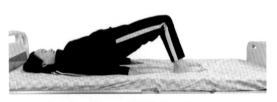

图 3-59　屈膝抬臀运动

（3）作用　收缩阴道肌肉，预防子宫、阴道、膀胱下垂。

7.膝胸卧式（见图3-60）

（1）时间　可于产后第14天开始，最初2分钟，以后增加至8分钟。

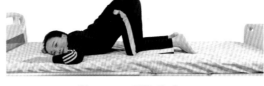

图3-60　膝胸卧式

（2）方法　身体呈跪伏姿势，头侧向一边，双手伏于床上，双腿分开与肩宽，大腿与床面垂直。

（3）作用　帮助子宫恢复至正常位置。

8.提肛运动（见图3-61）

（1）时间　可于产后第14天开始，每日做2遍，每遍做4~8次。

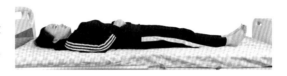

图3-61　提肛运动

（2）方法　平躺，嘴闭紧，缓缓吸气，同时收缩会阴部和肛门，维持此姿势数秒钟后还原。

（3）作用　预防子宫、阴道、膀胱下垂。

9.仰卧起坐运动（见图3-62）

（1）时间　可于产后第14天开始，每日做10次。

（2）方法　平躺，双手平举或放头后，上身坐起，肘部尽量向膝盖靠近，反复几次。

（3）作用　促进子宫及腹部肌肉收缩。

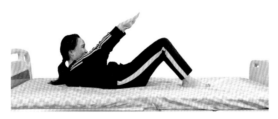

图3-62　仰卧起坐运动

五、操作注意事项

1.从轻微动作开始，逐渐增加运动量；身体不适时不要做运动。

2.做操前先排便、排尿，衣着宽松。

3.剖宫产产妇从拆线后开始；会阴侧切的产妇在伤口恢复前应避免进行盆底肌恢复的动作（屈膝抬臀、缩肛）。

4.产后运动在饭后1小时进行；在快乐中进行运动。

思考题

1. 去医院分娩时需要准备哪些物品？

2. 产后如何增加泌乳量？

3. 产后如何进行盆底肌运动？

4. 产后第2天，如何给剖宫产产妇擦浴？

5. 如图3-63所示哺乳姿势正确吗？为什么？

6. 做产后康复操的注意事项有哪些？

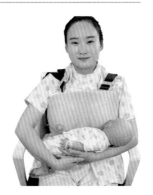

图3-63 哺乳姿势

参考答案：

1. 见表3-1。

2. (1) 早吸吮、勤吸吮。

(2) 保持产妇心情愉快，树立信心。

(3) 保持充足的睡眠，劳逸结合。

(4) 合理的产后营养膳食，多吃蛋白质含量高的汤类食物。

(5) 按摩，用温毛巾热敷乳房。

(6) 掌握正确的哺乳方法，多余的乳汁用吸奶器吸掉。

3. (1) 产妇仰卧在床，双脚屈膝微开。

(2) 收紧肛门、会阴及尿道5秒，然后放松5秒重做，每个运动做10次左右，同时有规律地抬高臀部离开床面，然后放下，每遍也做10次左右。

(3) 起初，收紧2~3秒即可，逐渐增至5秒钟。

(4) 此动作也可站立或坐立时进行。

4. (1) 调节好室内温度，以26~28℃为宜，关好门窗，准备好擦浴用品和50~60℃热水；

(2) 擦浴程序：自上而下，依次为脸、耳、颈、上肢、胸、腹、背、下肢、会阴；

(3) 擦干，产妇换上干净的棉质衣服；

(4) 整理床铺，及时更换干净的床单。

5. 不正确。(1) 婴儿身体应呈一直线。

(2) 婴儿身体应用哺乳枕支撑。

(3) 妈妈腰背部可放置枕头支撑。

6. (1) 从轻微动作开始，逐渐增加运动量；身体不适时不要做运动。

(2) 做操前先排便、排尿，衣着宽松。

(3) 剖宫产产妇从拆线后开始；会阴侧切的产妇在伤口恢复前应避免进行盆底肌恢复的动作(屈膝抬臀、缩肛)。

(4) 产后运动在饭后1小时进行；在快乐中进行运动。

第四章　常用救护技术

生命健康是人类社会文明进步的基础和前提,但是各种意外伤害和突发急症常常会威胁人类的生命健康。本章旨在通过介绍月嫂在工作过程中对可能遇到的突发状况,如心跳呼吸骤停、气管异物梗阻、小儿中暑和抽搐等的处理,使月嫂掌握常用救护技术,以更好地保护产妇和婴幼儿,减少意外带来的伤害,促进产妇和婴幼儿健康。

第一节　心肺复苏术(成人、儿童)

一、目的

对心跳、呼吸骤停者采取紧急抢救措施,尽早恢复心、脑等重要脏器供血供氧,维持基础生命活动,为进一步复苏创造条件。

二、操作重点强调

1. 连续、不中断的胸外心脏按压。
2. 人工呼吸前必须先清除异物,打开气道,保持呼吸道通畅。

三、用物准备

1. 实训室　心肺复苏模拟人、治疗车、弯盘、一次性呼吸膜或纱布、手表、手电筒、血压计、听诊器、污物桶、笔、护理记录单。
2. 家庭　可备一次性呼吸膜或纱布,如无则不用准备。

四、操作流程

(一) 判断意识和呼吸
1. 确认环境安全,做好自身防护。
2. 判断意识和呼吸
成人、儿童:轻拍重喊(喂,你怎么了?)(见图 4-1)。

如无反应，马上评估呼吸。

评估方法：扫视鼻翼和胸腹部起伏情况。

评估时间：5～10秒（"1001、1002……1010"）（见图4-2）。

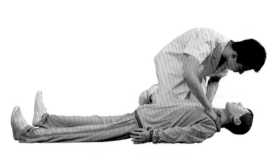

图4-1 轻拍重喊

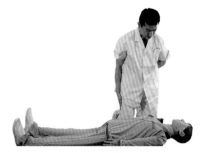

图4-2 评估呼吸

（二）高声呼救，启动应急救护系统(emergency medical service system，EMSS)

1. 呼救。请家人帮忙拨打"120"急救电话，并反馈有无打通（见图4-3）。

2. 看手表，计时（精确到分）。如倒地者是儿童，且现场只有你一人，则先给予2分钟的心肺复苏，然后拨打"120"电话并获取自动体外除颤仪（automated external defibrillator，AED），再回到该儿童身边继续心肺复苏，在AED可用后尽快使用。

（三）安置体位(仰卧位)

1. 患者卧于硬板床或地面上。解开衣服，松裤带。

2. 检查头→颈部→躯干有无损伤（如无摔倒，可不用检查）（见图4-4）。

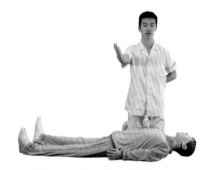

图4-3 拨打"120"急救电话

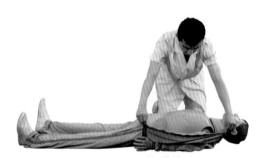

图4-4 安置体位

（四）胸外心脏按压30次

1. **按压部位** 成人和儿童为胸骨下段正中，通常位于两乳头连线中点处。

2. **按压手法**

（1）成人 一手掌根放在胸部正中两乳头连线之间的胸骨上，另一手掌根重叠压在其上，手指抬离胸壁，肘关节旋前旋内，肩关节内收，以髋关节为支点，利用整个上半身的重量垂直向下按压（见图4-5）。

（2）儿童 双手或单手（对于很小的儿童可用）放于两乳头连线中点（见图4-6）。

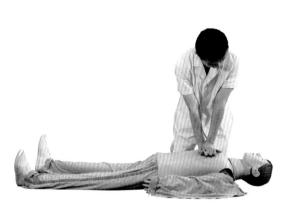
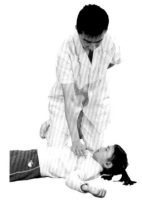

图 4-5　胸外心脏按压(成人)　　　　图 4-6　胸外心脏按压(儿童)

3.按压深度　成人为 5～6 厘米,儿童为 5 厘米。每次按压后让胸壁完全回弹。

4.按压频率　100～120 次/分,按压与放松时间相等,按压尽量减少中断,如中断,中断时间不超过 5 秒。

(五)开放气道

用纱布或指套保护手指,清除口鼻腔分泌物和异物(见图 4-7)(非专业人士不建议做此项)。

仰头抬颏法:一手小鱼际压低前额,另一手食指和中指向上托起下颌骨,至鼻孔朝天,约 90°(见图 4-8)。

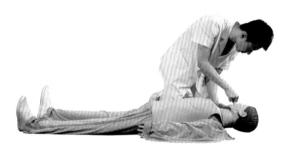
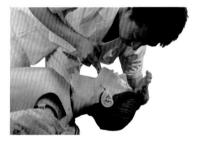

图 4-7　清除口鼻腔异物　　　　图 4-8　仰头抬颏法(成人)

儿童角度略低,约 60°(见图 4-9)。

(六)人工呼吸

口对口吹气 2 次:正常吸气后,张口完全包住患者的口部,缓慢送气,吹气时间≥1 秒,用眼角余光观察胸廓有无起伏,每次吹气量 500～600 毫升,吹气频率 12～20 次/分(见图 4-10)。

(七)按压:通气=30:2

1.成人　无论是单人还是双人抢救,按压:通气=30:2(见图 4-11)。

2.儿童　单人抢救,按压:通气=30:2;双人抢救,按压:通气=15:2。

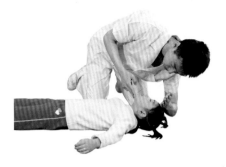

图 4-9 仰头抬颏法(儿童)

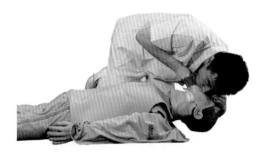

图 4-10 人工呼吸

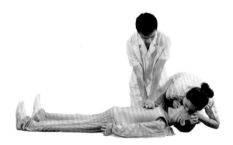

图 4-11 双人心肺复苏(成人)

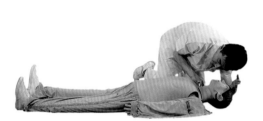

图 4-12 评估复苏效果

(八) 评估复苏效果

5个循环结束后评估脉搏和呼吸(5~10秒)→评估瞳孔、面色、唇色、双手甲床色泽→整理衣裤,安慰患者,等待救护车到来(见图 4-12)。

附:婴儿复苏流程

1. 用手拍打足根,观察反应(有无啼哭)(见图 4-13)。

2. 高声呼救,拨打"120"电话。如现场只有你一人,则先给予2分钟的心肺复苏,然后再拨打"120"电话并获取 AED,再回到该婴儿身边并继续心肺复苏,在 AED 可用后尽快使用(见图 4-14)。

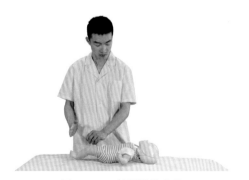

图 4-13 判断婴儿意识

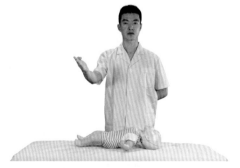

图 4-14 请家人拨打"120"电话

3. 胸外心脏按压

按压部位和手法如下：

1 名施救者　2 根手指放于两乳头连线中点下方（见图 4 - 15）。

2 名及以上施救者　双手拇指环绕放于两乳头连线中点下方，垂直向下按压。

（1）按压深度　胸廓前后径的 1/3，约 4 厘米。每次按压后让胸壁完全回弹。

（2）按压频率　同成人和儿童。

4. 观察口鼻并清理口鼻腔分泌物和异物（见图 4 - 16、图 4 - 17）。

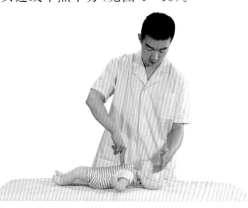

图 4 - 15　胸外心脏按压（婴儿）

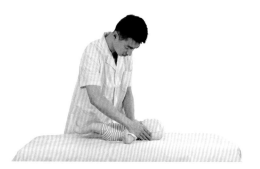

图 4 - 16　观察口鼻腔

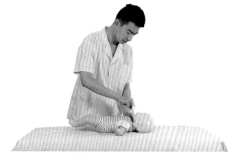

图 4 - 17　清理口鼻腔分泌物

5. 开放气道约 30°（见图 4 - 18）。

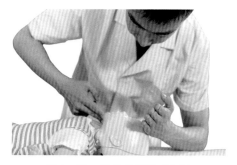

图 4 - 18　仰头抬颏法（婴儿）

6. 口对口鼻，缓慢（超过 1 秒）吹气，胸廓抬起即可（见图 4 - 19）。

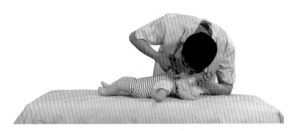

图 4-19　人工呼吸

7.单人抢救,按压：通气＝30：2;双人抢救,按压：通气＝15：2。

8.评估复苏效果。

五、操作注意事项

1.按压应确保足够的速度与深度。

2.尽量减少胸外按压中断的次数和时间,如需换人,中断时间不应超过5～10秒。

3.施救者应避免在按压间隙倚靠在患者胸部,以便每次按压后胸廓可充分回弹。

4.人工通气时,避免过度通气。

六、附表

附表1　高质量心肺复苏的要点(见第133页)

附表2　单人心肺复苏(成人)质量管理评分表(见第134页)

思考题

1.心肺复苏的有效指征是什么?

2.心肺复苏时存在哪些风险?

参考答案:

1.(1)扪及大动脉搏动,上肢收缩压大于60毫米汞柱。

(2)自主呼吸恢复。

(3)瞳孔缩小,表示大脑有足够的氧和血液供应。

(4)面色转红润,皮肤转温暖。

2.(1)肋骨骨折。

(2)血气胸。

(3)心脏损伤等。

二维码 4-1
心肺复苏术
（成人）

附表1　高质量心肺复苏的要点

内　容	成人和青少年	儿童（1～8岁）	婴儿 （不足1岁，新生儿除外）
现场安全	确保现场对施救者和患者是安全的		
识别心脏骤停	检查患者有无反应； 无呼吸或仅是喘息（即呼吸不正常）； 不能在10秒钟内明确感觉到脉搏（10秒钟内可同时检查呼吸和脉搏）		
启动应急救护系统（EMSS）	如果您是独自一人且没有手机，则离开患者启动EMSS并取得AED，或者请他人去，自己则立即开始心肺复苏；在AED可用后尽快使用	有人目击的摔倒，对于成人和青少年，请按左侧的步骤	
		无人目击的摔倒，给予2分钟的心肺复苏，离开患者启动EMSS并获取AED，回到该儿童身边并继续心肺复苏，在AED可用后尽快使用	
没有高级气道的按压-通气比	1或2名施救者：30∶2	1名施救者：30∶2	
		2名及以上施救者：15∶2	
有高级气道的按压-通气比	以每分钟100～120次的速率进行按压		
	每6秒给予1次呼吸（每分钟10次呼吸）		
按压速率	每分钟100～120次		
按压深度	5～6厘米	胸廓前后径的1/3，大约相当于5厘米	胸廓前后径的1/3，大约相当于4厘米
手的位置	两乳头连线中点	双手或单手（对于很小的儿童可用）放于两乳头连线中点	1名施救者：2根手指放于两乳头连线中点下方
			2名以上施救者：双手拇指环绕放于两乳头连线中点下方
胸廓回弹	每次按压后使胸廓充分回弹；不可在每次按压后倚靠在患者胸上		
尽量减少中断	中断时间限制在10秒以内		

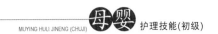
附表2 单人心肺复苏(成人)质量管理评分表

<table>
<tr><th colspan="2">项　目</th><th>项目
总分</th><th>操作要求</th><th>分数</th><th>得分</th></tr>
<tr><td rowspan="8">操作过程</td><td>判断意识,评估呼吸</td><td>10</td><td>1. 评估环境:环视,(口述)环境安全;
2. 判断意识:轻拍双肩,大声呼叫,确认无反应;
3. 判断呼吸:无呼吸或仅仅是喘息;
4. 评估时间:5～10秒钟;报告结果</td><td>1
2
5
2</td><td></td></tr>
<tr><td>启动
EMSS</td><td>3</td><td>1. 高声呼救,拨打"120"电话,寻求现场帮助;
2. 设法拿到AED</td><td>2
1</td><td></td></tr>
<tr><td>安置
体位</td><td>2</td><td>去枕仰卧位,卧于硬板床或地面(口述),头、颈、躯干在同一轴线,双手放于身体两侧,松解衣扣,暴露前胸,松裤带</td><td>2</td><td></td></tr>
<tr><td>胸外
按压</td><td>45</td><td>*1. 按压部位:两乳头连线中点的胸骨上;
*2. 按压手法:一手掌根部放在胸骨上,另一手掌根重叠其上,手指抬离胸壁;
*3. 垂直下压:双臂内收绷直,以髋关节为支点,利用上半身重量垂直用力按压;
*4. 按压频率:100～120次/分;
*5. 按压幅度:成人5～6厘米(错误≤5次不扣分);
*6. 按压:放松比为1:1(掌根贴紧皮肤);
*7. 胸廓回弹:保证每次按压后胸廓充分回弹</td><td>5
5

5

10
10
5
5</td><td></td></tr>
<tr><td>开放
气道</td><td>5</td><td>1. 查看口腔,如有分泌物、异物等,予以清除;
*2. 仰头抬颏法:左肘关节着地,手掌小鱼际压前额,右手食、中指托起下颌骨开放气道</td><td>1
4</td><td></td></tr>
<tr><td>人工
呼吸</td><td>20</td><td>*1. 口对口吹气2次:正常吸气后,张口完全紧紧包住患者的口部进行吹气;
2. 捏放鼻:吹气时用拇、食指捏闭鼻孔,呼气松开;
*3. 吹气时间:每次吹气时间≥1秒钟;
*4. 送气量:能使胸廓抬起,500～600毫升,避免过度通气</td><td>3

2
5
10</td><td></td></tr>
<tr><td>复苏
程序</td><td>10</td><td>1. 复苏程序:C－A－B(按压—气道—呼吸);
2. 按压-通气比:成人30:2;
3. 按压中断:尽可能控制在5秒以内;
4. 交换按压:每2分钟(5轮30:2)交换;
5. 评估:5个循环或2分钟后进行复苏效果评价。复苏有效(口述):大动脉搏动恢复,有自主呼吸,瞳孔由大变小,面色、口唇、皮肤色泽转红……</td><td>2
1
1
1
5</td><td></td></tr>
<tr><td colspan="2">质量控制</td><td>5</td><td>仪表、态度、操作熟练程度</td><td>5</td><td></td></tr>
</table>

注:标*为质量管理关键点。

第二节　气道异物梗阻急救术

一、目的

快速解除气道梗阻，保持呼吸道通畅。

二、操作重点强调

正确进行气道异物梗阻的处理，手法正确。

三、操作流程

（一）评估

1.特殊表现："V"形手势（见图4-20、图4-21）。

2.患者有无严重的呼吸道梗阻征象：呼吸表浅、进行性呼吸困难、无力咳嗽、发绀、哭声无力、不能说话或呼吸。

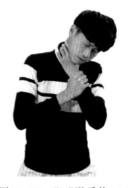 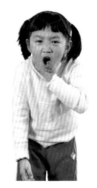

图4-20　"V"形手势（一）　　图4-21　"V"形手势（二）

3.问："是不是有东西呛住了？"

（1）若患者不能说话（或无法发声），用点头表示时，表明是严重气道梗阻。

（2）若患者会咳嗽及发声，表明是轻度气道梗阻。尽量让其自行大声咳嗽，或拍背帮助其排出异物。

（二）现场急救

询问意识清醒者："你被东西卡住了吗？"清醒者会点头示意，同意实施现场救治。救护员可同时呼叫帮助并拨打"120"急救电话。

1.Heimlich手法（海氏冲击法）

（1）立位腹部冲击法（适用于意识清醒者）

①施救者站在患者背后，双臂环绕在患者腰部，让患者弯腰、头部前倾。

②一手握空心拳,拳眼顶住腹部正中线、脐上两横指处(见图4-22)。

③另一只手握住此拳,快速向上、向内冲击5次。

④嘱患者配合低头张口,以便异物排出。

(2)立位胸部冲击法(适用于晚期妊娠或肥胖者)

①施救者站于患者背后,双臂从患者腋下环绕其胸部。

②一手握空心拳,拳眼置于患者胸骨的中点,注意避开肋缘及剑突。

③另一只手紧握此拳向内、向上有节奏地冲击5次;重复操作若干次,检查异物是否排出(见图4-23)。

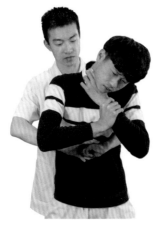 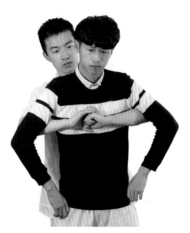

图4-22 立位腹部冲击法　　　　图4-23 立位胸部冲击法

2.婴儿救治方法

采用背部叩击与胸部冲击联合操作法。

(1)患儿脸朝下,施救者将患儿置于一侧的前臂上,一手固定其双下颌角,以支撑患儿头部,施救者前臂可放于自己大腿上以获得支撑,保持患儿头低于躯干。

(2)用另一手掌根向内、向上叩击婴儿背部两肩胛骨之间5次(见图4-24)。

(3)背部拍击后,将一手放于患儿背部托住头,另一手支持头颈、下颌,将患儿反转为仰卧位,并将手支撑于大腿上,注意患儿头低于躯干(见图4-25)。

(4)用食指和中指快速冲击性按压婴儿两乳头连线下一横指处5次(见图4-26)。

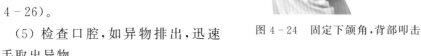

图4-24 固定下颌角,背部叩击

(5)检查口腔,如异物排出,迅速用手取出异物。

(6)若异物未能排出,重复进行背部叩击和胸部冲击。

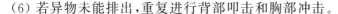

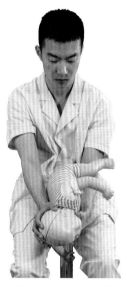
图 4 - 25　护颈翻身

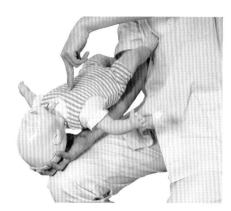
图 4 - 26　胸部冲击

3.自我冲击法

自我冲击法适用于不完全气道梗阻,意识清醒,突发意外而无他人在场时。

(1)患者一手握空心拳,拳眼顶住腹部正中位置、脐上两横指处;另一只手握住此拳,快速向上、向内冲击 5 次(见图 4 - 27)。

(2)也可将腹部顶住桌沿或椅背等硬物表面,连续向上、向内冲击,直至异物排出(见图 4 - 28)。

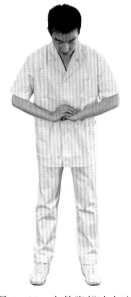
图 4 - 27　自救腹部冲击法

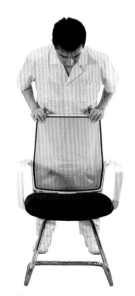
图 4 - 28　椅背冲击法

四、操作注意事项

1. 如呼吸道部分梗阻,气体交换良好,鼓励用力咳嗽。

2. 用力要适当,防止暴力冲击。

3. 在使用本法后检查患者有无并发症发生。

五、附表

气道异物梗阻的现场急救质量管理评分表(见第138页)

思考题

1. 气道异物梗阻易发人群有哪些?

2. 为什么不提倡常规进行盲目挖口腔异物?

3. 常见的易引起梗阻的异物有哪些?

参考答案:

1.(1)进食说话者。

(2)吞咽过快者。

(3)醉酒呕吐者。

(4)吞咽功能较差的老年人。

(5)脑血管疾病患者。

2. 呼吸道梗阻分为完全性梗阻和不完全性梗阻。如果盲目挖口腔异物可导致不完全性梗阻转为完全性梗阻,进而加重病情。因此,口腔异物应有针对性、有把握性清理,不提倡盲目挖口腔异物。

3. 食物:果冻、花生米、瓜子、黄豆、绿豆粥、葡萄干、核桃、葡萄、桂圆、樱桃、荔枝、大块的硬质食物(肉类带骨)等。

物品:硬币、纽扣、弹珠、小玩具、笔帽、长命锁、软木塞、拼图贴图、图钉、别针、螺丝钉、竹签、金属环、鱼钩、发夹、拉链、橡皮等。

附表 气道异物梗阻的现场急救质量管理评分表

项目	项目总分	操作要求	分值	得分
评估识别	10	*正确评估气道异物梗阻征象:①咳嗽;②单手或双手抓住喉咙部;③不能咳嗽、说话、大叫或呼吸;④吸气时发出尖锐的声音或粗糙的呼吸音;⑤恐慌;⑥面色青紫	10	

续　表

项目	项目总分	操作要求		分值	得分
清醒患者救治方法	40	立位腹部冲击法	施救者站位正确	2	
			握拳方法正确	5	
			定位正确	5	
			冲击手法正确	6	
			检查异物有无排出	2	
		立位胸部冲击法	施救者站位正确	2	
			握拳方法正确	5	
			定位正确	5	
			冲击手法正确	6	
			检查异物有无排出	2	
婴儿救治方法	40	背部叩击与胸部冲击联合操作法			
		背部叩击	患儿体位正确	4	
			定位正确	4	
			叩击手法正确	10	
		胸部冲击	患儿体位正确	4	
			定位正确	4	
			冲击手法正确	10	
		检查异物有无排出		2	
		检查呼吸、心跳方法正确		2	
质量控制	10	仪表、态度、操作熟练程度		10	

注：标 * 为质量管理关键点。

第三节　中　暑

一、目的

尽快恢复患儿正常的体温调节功能,维持患儿体内水、电解质和酸碱平衡,避免中枢神经系统受损。

二、操作重点强调

1. 撤离高温环境。

2.迅速降低体温。

三、用物准备

体温计、凉水、毛巾、淡盐水。

四、操作流程

(一)判断是否中暑

1.初期患儿温度虽高(耳温或肛温≥38℃),但可能无汗(这是中暑最典型的症状之一)。

2.继而出现面色潮红、皮肤灼热干燥、体温升高等。

3.随着时间的延长患儿出现烦躁不安,哭闹不止,拒食,呼吸、脉搏加速,继而精神萎靡,甚至出现抽搐或进入昏迷状态。

(二)脱离高温环境,降低体温

1.环境降温　立即将患儿移到通风、阴凉、干燥的地方,打开空调或电风扇,但风不要正对着患儿吹(见图4-29)。

2.松解衣物　让患儿仰卧,解开衣扣,脱去或松开衣服(见图4-30)。如患儿衣服已被汗水湿透,要及时更换。

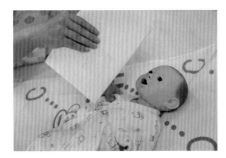
图4-29　环境降温

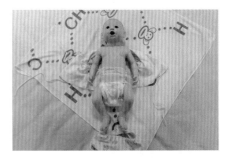
图4-30　松解衣物

3.体表降温　用凉湿毛巾冷敷头部、腋下以及腹股沟等处(见图4-31);或冷水浸浴15~30分钟(见图4-32)。

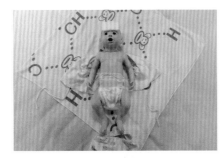
图4-31　冷敷

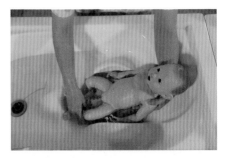
图4-32　冷水浸浴

(三) 饮食调理

1. 当患儿有意识时,每隔 10～15 分钟喝一些淡盐水(见图 4 - 33)。

2. 若患儿已基本恢复,可食用一些绿豆粥、冬瓜汤、新鲜果汁(见图 4 - 34)。

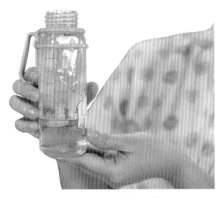 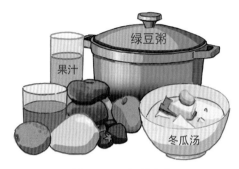

图 4 - 33　饮淡盐水　　　　　　　　　图 4 - 34　解暑食物

(四) 药物祛暑

给患儿服用十滴水、藿香正气水等解暑药品(见图 4 - 35);或在患儿的额部、颞部涂抹清凉油、风油精等。

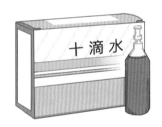 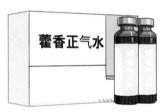

图 4 - 35　解暑药品

(五) 医院急救

对于重症中暑患儿,要立即拨打"120"电话,以便求助医务人员紧急救治,以免延误病情。

(六) 评估急救效果

患儿体温恢复正常、脉搏平稳、呼吸正常、神志恢复,皮肤出汗等情况改善。

五、操作注意事项

1. 在患儿意识不清时,千万不要给患儿喝水或喂食,以免发生呛咳,造成吸入性肺炎。

2. 尽快让患儿的体温降下来,但是要注意不要降得太低(体温低于 38℃即可)。降温时要注意观察患儿精神、生命体征和面色变化,如情况无明显好转,应尽快送医院治疗。

3.体表降温时,可用温水或者冷水,但不能使用冰水;饮食调理时,给患儿少量、多次饮水,以淡盐水为主。

┃思考题┃

1.中暑急救要点是什么?

2.中暑急救时存在哪些风险?

参考答案:

1.(1)撤离高温环境,降低体温。

(2)补充水分和盐分(纠正水、电解质和酸碱平衡紊乱)。

(3)重症者,及时院内救护。

2.(1)体温降低过快。

(2)吸入性肺炎。

第四节 抽 搐

一、目的

维持患儿正常呼吸和循环,防止外来伤害,尽快恢复患儿意识,减轻脑损伤和神经系统后遗症,促进患儿健康成长。

二、操作重点强调

1.维持患儿呼吸道畅通。

2.创造安全的环境,防止外来伤害。

三、用物准备

体温计、退烧塞剂、纱布、棉签。

四、操作流程

(一)根据患儿表现,判断是否抽搐

1.局部肌肉抽动(如一侧肢体、面肌、手指、脚趾抽动或眼球震颤等)。

2.全身肌肉强直,一阵阵抽动,呈角弓反张(头后仰,全身向后弯呈弓形)。

(二)体位摆放

立即将患儿平放于床上,头偏向一侧并略向后仰,颈部稍微抬高,注意不要让患儿跌落地上(见图4-36)。

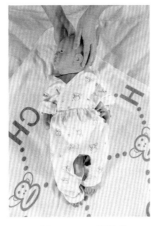
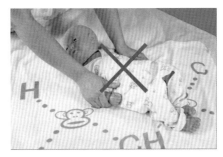

图 4 - 36　摆体位　　　　　　　　　图 4 - 37　勿强行按压

（三）确保环境安全

1. 迅速移除周围尖锐危险物品,以免伤害到患儿。

2. 不可强行按压患儿抽搐肢体,以免引起骨折(见图 4 - 37)。

（四）开放气道

1. 迅速清除口鼻咽喉分泌物与呕吐物,以保证呼吸道通畅(见图 4 - 38、图 4 - 39)。

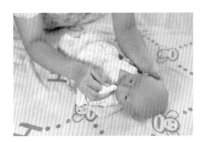
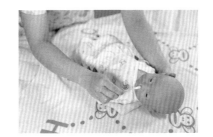

图 4 - 38　清理口腔　　　　　　　　图 4 - 39　清理鼻腔

2. 若患儿无呼吸,应立即实施人工呼吸(见图 4 - 40)。

（五）按压穴位

用拇指指腹按压患儿人中穴(见图 4 - 41)及合谷穴(见图 4 - 42)。

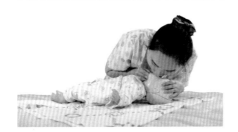
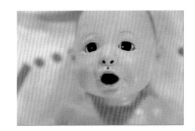

图 4 - 40　人工呼吸　　　　　　　　图 4 - 41　人中穴

（六）测量体温

若发热,首选温水擦浴降温,若无效果,采用药物降温。

(七)病情观察

仔细观察抽搐时患儿眼睛、脸、四肢变化,同时注意抽搐时间长短,以便就医时协助医生及时处理诊断。

(八)医院急救

若是第一次抽搐、抽搐超过10分钟或连续抽搐、意识无法恢复,应紧急送医,以免延误病情。

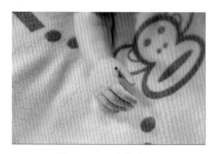

图4-42 合谷穴

(九)评估急救效果

患儿肌肉或肢体抖动减少或者消失,意识恢复。

五、操作注意事项

1. 不要为了叫醒或压制患儿痉挛而不断晃动或束缚患儿的身体。

2. 在患儿抽搐发作时,不可将汤匙、父母的手指头或其他东西硬塞入患儿紧闭的嘴巴中,以免诱发呕吐,或者因东西不慎掉入而引起呼吸道梗阻,造成进一步伤害。

3. 患儿抽搐时或抽搐后,不要马上给患儿饮水或喂食,以免发生呛咳。

▌思考题▐

1. 抽搐急救原则是什么?

2. 怎样预防抽搐?

参考答案:

1.(1)维持患儿呼吸道畅通。

(2)创造安全的环境,防止外来伤害。

2. 针对病因积极治疗原发病。

(1)癫痫患儿:需按医嘱服药,如果突然停药,即使是1~2天,都会导致癫痫抽搐的发作。

(2)高热惊厥患儿:注意锻炼身体,预防上呼吸道感染等疾病,如出现发热应及时退热。

(3)破伤风可引起抽搐,所以有开放性伤口或较深伤口时要在24小时内去医院接种破伤风疫苗预防破伤风。

(4)狂犬病会引起抽搐,预防狗咬伤很重要,万一被狗咬伤,要立即到医院诊治,接种狂犬病疫苗。

(5)缺钙会引起抽搐,所以小儿要补足钙(多吃含钙食物,必要时服葡萄糖酸钙、钙片等),同时要多晒太阳,服食鱼肝油等。

(6)低血糖也可导致抽搐,应按时进餐,避免过度饥饿。

第五章　家庭内务整理

家庭内务整理是一门艺术。通过对物品的整理,形成正确的整理理念,进而成为一个"会整理的人"。

整理所需要做的工作,主要分为两个方面:一是确定物品的弃留;二是确定留下物品的放置位置。整理时,一定要按照"物品类别"进行,优先整理服装,然后是书籍、小件物品等。

整理时可借助一些实用的收纳用具,使空间得到合理充分的应用,让收纳变得井井有条。常用的收纳用具有收纳箱、小型整理箱、简易置物架、组合式抽屉、分格收纳盒、分隔板等(见图 5-1、图 5-2、图 5-3、图 5-4)。

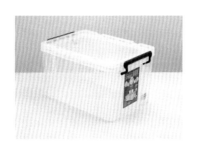

图 5-1　透明整理箱

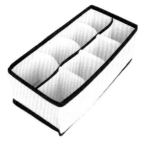

图 5-2　格子收纳盒

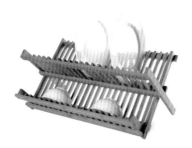

图 5-3　沥水碗架

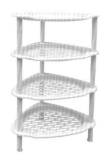

图 5-4　置物架

第一节　服装类整理法

服装类可划分为上装(T 恤、衬衫、毛衣等)、下装(裤子、裙子等)、外套(连帽衫、西装、大衣等)、内衣、袜子、配件(围巾、帽子等)、季节性衣物(泳衣、浴衣等)。

一般来说,服装的收纳法有两种:一种是衣架收纳法,即使用衣架、裤架将衣裤挂起来;另一种是折叠收纳法,即把衣服折叠后放在衣柜、抽屉等处。通常人们会选择简单方便的衣架收纳法,但前提是衣柜空间足够大,如果空间不足,采用折叠收纳法将会是一种比较实用的方法。

一、折叠收纳法

(一)常用的折叠方法

1.短袖折叠法(见图5-5)

2.长袖折叠法(见图5-6)

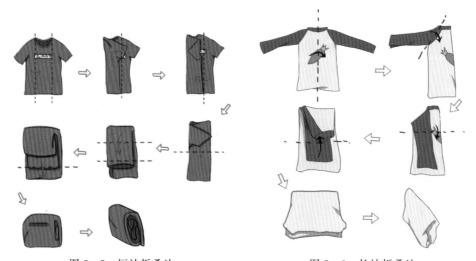

图5-5　短袖折叠法　　　　　图5-6　长袖折叠法

3.衬衫折叠法(见图5-7、图5-8)

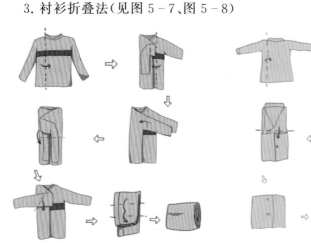

图5-7　衬衫折叠法(一)　　　　图5-8　衬衫折叠法(二)

4.连帽衣折叠法(见图5-9)

5.毛衣折叠法(见图5-10)

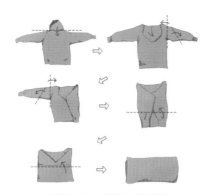

图 5-9　连帽衣折叠法

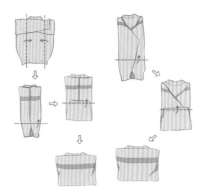

图 5-10　毛衣折叠法

6. 长裤折叠法（见图 5-11）

7. 西装短裤折叠法（见图 5-12）

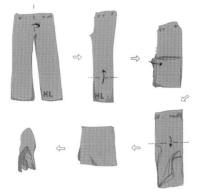

图 5-11　长裤折叠法

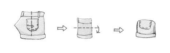

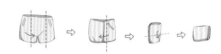

图 5-12　西装短裤折叠法

8. 裙子折叠法（见图 5-13）

9. 内裤折叠法（见图 5-14）

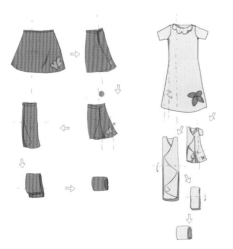

图 5-13　裙子折叠法

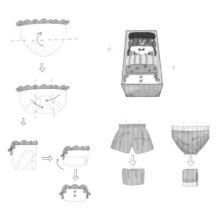

图 5-14　内裤折叠法

10. 胸罩折叠法(见图 5 - 15)

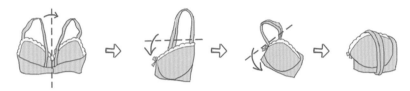

图 5 - 15　胸罩折叠法

11. 袜子折叠法(见图 5 - 16)

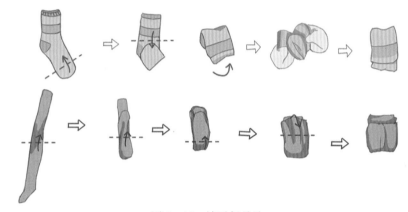

图 5 - 16　袜子折叠法

(二)折叠后的衣物收纳原则

"竖"着摆放,减少折痕(见图 5 - 17)。

二、衣架收纳法

1. 悬挂方式　相同类型的衣服挂在一起,取用会非常方便(见图 5 - 18)。

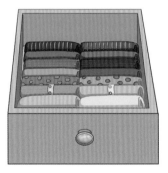

图 5 - 17　"竖"放折叠衣物

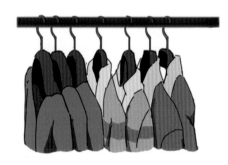

图 5 - 18　衣物分类型悬挂

2. "往右上方挂"排列方式　即衣柜的左边放较长、较厚的衣服,往右依次放较短、较薄的衣服(见图 5 - 19)。

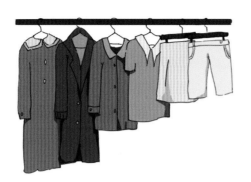

图 5 - 19 "往右上方挂"排列方式

第二节 衣柜空间划分法

现在许多家庭有走入式衣库,内置衣柜、大小不等的抽屉等,收纳空间比较大,可以根据家里人数多少做适当的空间划分,这样取用的时候会比较方便。衣柜的收纳比较简单,整理好衣物,可以挂的衣物挂在衣杆上,折叠好的衣物叠放在抽屉里。

如果抽屉层数较多,可按照下重上轻的顺序摆放衣物,即棉质丝质放上层,羊毛呢绒放下层,围巾、帽子等放上层(见图 5 - 20)。

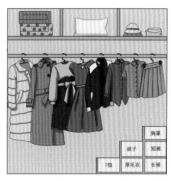

图 5 - 20 衣柜空间划分法

第三节 鞋子整理法

鞋子通常放在玄关处的鞋柜里。鞋柜柜门可以做成栅栏状或孔状,以保持空气流通。鞋柜内层隔板可以高低不等,高的放高筒靴、中筒靴、低帮靴等,低的放浅口鞋等,这样可以增加摆放数量,节省空间。

一、常用的整理方法

1. 直接放在鞋柜里。
2. 把鞋子装进鞋盒后整齐排放。

二、摆放原则

1. 划分个人摆放专属空间,按物品的重量从下至上逐渐减轻,即男鞋在下,女鞋在上,小孩的鞋子在最上面(如果小孩太小,够不到最上层的高度,可适当调整)。

2.如果每个人都有两层以上的摆放空间,可把浅口鞋、皮鞋类等基本款放在下层,凉鞋等放在上层(见图5-21)。

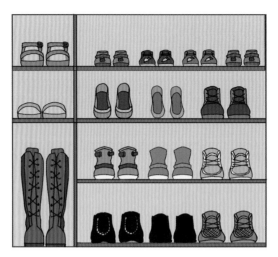

图5-21 鞋子摆放法

第四节 厨房整理法

厨房整理的目标是"让做饭的人感觉到舒服""容易清理"。要实现"容易清理",最基本的是要做到水槽和灶台四周不要放置任何物品。

一、厨房常用物品的分类

主要分为以下几类:
1.厨房小物件 如做饭工具、吃饭工具、调味品和干货等。
2.洗涤用品 如洗洁精、洗碗布、清洁球等。
3.收纳袋 如购物袋、食品袋、垃圾袋等。

二、厨房收纳空间

主要有橱柜、吊柜、抽屉、水槽下方、灶台下方等。

三、厨房的整理方法

1.对物品进行分类放置,通常灶台下方设置消毒柜,可以放置碗、碟、勺子等餐具。调味品和干货放吊柜。洗涤用品放水槽下方。锅可直接放在灶台上,多余的锅可放水槽下方。锅铲可以悬挂在挂钩上,挂钩不能设置在会被热油喷溅到的地方(见图5-22)。

2.不常用的豆浆机、酸奶机、榨汁机、面包机等可以放入整理箱,要用时取出。微波炉、烤箱等要定点放置。

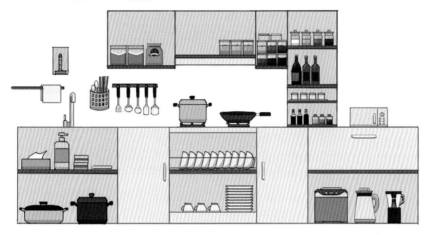

图5-22　厨房物品分类放置法

3.借助专用收纳器具来存放(见图5-23)。

4.塑料袋折叠后直立放在盒子里。塑料袋折叠法见图5-24。

5.做好防水措施,准备一块吸水性强的小毛巾,随时擦去灶台和台面上的水渍。

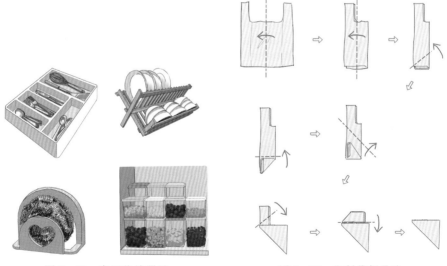

图5-23　专用收纳器具　　　　　图5-24　塑料袋折叠法

第五节　卫生间整理法

通常来说,普通家庭在卫生间要实现的功能包括洗漱、淋浴、大小便,有的还包括洗衣。卫生间如果长期处于潮湿的状态,一是容易导致滑倒,二是容易滋生细菌。所以,在设计卫生间功能分区时,"干湿分离"就显得尤为重要(见图5-25)。

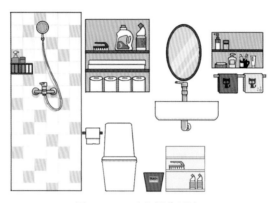

图5-25　卫生间分区法

一、卫生间常用物品的分类

卫生间常用物品主要分为以下几类:

1. 洗漱用品　如洗面奶、护肤品、牙膏、毛巾、电吹风等。
2. 沐浴用品　如洗发水、沐浴露等。
3. 清洁用品　如除臭用品、洗衣液、洗手液、香皂等。
4. 卫生用品　如厕纸、生理用品。

二、卫生间整理方法

1. 首先确定每天都要使用的牙杯牙刷、毛巾等洗漱用品的位置,再分配其余空间。

2. 充分利用洗脸台上方和下方的垂直空间,洗脸台上方可设置吊柜,放置电吹风、备用的卫生用品等。下方如无柜子,可利用简易塑料置物架或小型整理箱摆放清洁用品,摆放时遵守"直立收纳"的原则,以最大程度利用空间。

3. 做好防水措施,准备一块吸水性强的小毛巾,随时擦去洗脸台上的水渍。

4. 勤打扫,除垃圾桶外,尽可能不在地板上放置其他杂物。

第六章　月子餐

月子餐是指产妇在坐月子的时候吃的餐点,也指月子期间的饮食和调理,分为普通饮食和中医食补类。月子餐食品种类要丰富,变化多样,多做高营养的汤水,这样既有利于产妇产后康复,也有利于产生充足的奶水。

第一节　产后第1周月子餐制作

一、生化汤

（一）材料

当归、桃仁各 10～15 克,川芎 6 克,黑姜 10 克,甘草 3 克,粳米 50～100 克,红糖适量。

（二）做法

1. 先将上述中药煎煮,取汁去渣。

2. 再加入淘洗干净的粳米煮为稀粥,调入红糖即可(见图 6-1)。

（三）功效

活血散寒,祛瘀止血。适用于产后瘀阻腹痛,拒按,恶露不净,滞涩不畅,色暗有块,或见面色青白,四肢不温。

（四）饮法

顺产者连服 7 天,剖宫产者连服 14 天,体质虚弱、恢复较差者可连服 3 周。一日 6 次,饭前空腹一两口慢慢喝下。

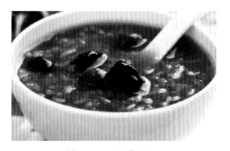

图 6-1　生化汤

（五）注意事项

气虚血少所致恶露不绝者忌用。

二、薏仁饭

（一）材料

薏仁、大米、水。

(二) 做法

1. 将薏仁和大米分别洗净,并在水中浸泡3～4小时。

2. 将浸泡好的薏仁和大米放入电饭锅中,加适量水煮制即可(见图6-2)。

(三) 功效

利水消肿,能够帮助产后妈妈缓解排尿困难的问题;还可强化肠胃功能,增强肠胃消化吸收的能力。

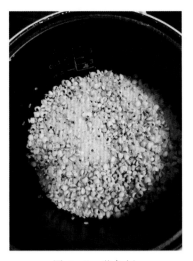

图6-2 薏仁饭

三、麻油炒猪肝

(一) 材料

猪肝、老姜、胡麻油、水。

(二) 做法

1. 洗净猪肝,切成0.5厘米厚度;老姜刷洗干净,连皮一起切成薄片。

2. 麻油倒入锅内大火烧热,放入姜片,改转小火爆炒至姜片两面均皱起来,注意不要炒至焦黑。

3. 转大火,放入猪肝快炒至变色,加入水,煮开后立即熄火,趁热食用(见图6-3)。

(三) 功效

有助于产妇将污血排出体外。

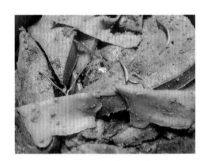

图6-3 麻油炒猪肝

四、莲子肚片汤

(一) 材料

猪肚150克,去心莲子30克,黄酒5克,葱姜各3克,精盐2克,味精1克。

(二) 做法

1. 莲子加水适量蒸至酥。

2. 猪肚切片,加姜、酒、清水煮沸,撇去浮沫,改用小火煮酥后,放入莲子(莲汁),调味并撒上葱花(见图6-4)。

(三) 功效

莲子有养心益肾、健脾涩肠之功。猪肚莲子相伍,其补益之功更强,心、脾、肾三脏俱补,可使心气充、心血旺、脾气足、消化强、肾精实,

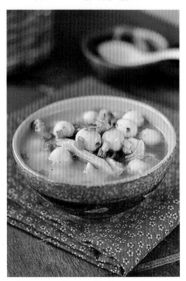

图6-4 莲子肚片汤

身不伤。能帮助产妇恢复体力,如产妇有消化不良、脾虚泄泻、恶露淋漓、带下量多、失眠多梦、心烦尿频等,则有治疗作用。

五、养肝汤

(一)材料

红枣 7 颗,红糖适量,水 300 毫升。

(二)做法

1. 红枣用刀切出数条纹路,放入大碗中。

2. 将水加热冲入碗内,加盖泡 2 小时以上(夏天需放在冰箱保存)。

3. 放入红糖。将碗放入锅中,隔水蒸 30 分钟。

4. 将红枣挑出,只取汤(见图 6 - 5)。

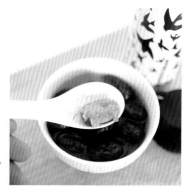

图 6 - 5 养肝汤

(三)注意事项

每日份量不可超过 250 毫升,可分 2 次或 3 次喝完,否则较容易上火。

六、美妍茶

(一)材料

干山楂 30 克,红糖适量,水 500 毫升。

(二)做法

1. 将干山楂放入水中煮开,转小火煮 10~15 分钟。

2. 加入适量红糖调味,煮开后即可(见图 6 - 6)。

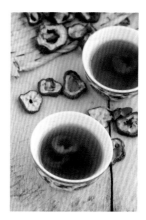

图 6 - 6 美妍茶

(三)注意事项

山楂健胃,可助消化,生津止渴,消食减脂,并能减轻子宫收缩引起的疼痛。煮的时间不宜太久,避免汤水过酸。若放入冰箱中保存,必须加温后才能饮用。

七、杜仲腰花汤

(一)材料

杜仲 10 克,腰花 250~400 克,醋 10 克,生姜 10 克,白糖、花椒各 2 克。

(二)做法

杜仲与配料放一起,加水 1000 毫升,先煮 30 分钟,再加入腰花,煮成一碗(见图 6 - 7)。

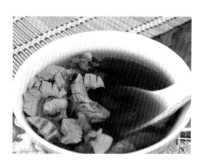

图 6 - 7 杜仲腰花汤

(三)功效

补益肝肾、强腰壮骨。

第二节　产后第2周月子餐制作

一、田七炖鸡

（一）材料

鲜鸡肉 200 克(去鸡皮)，田七 5 克，红枣 4 粒，姜 1 片，盐少许。

（二）做法

1. 红枣用清水浸软，洗净去核，待用。

2. 田七切薄片，用水略冲洗，待用。

3. 鸡肉洗净，沥干水分待用。

4. 把所有材料放入一个小型炖盅内，注入适量开水至八成满，以大火隔水炖约 2 小时，加入调味料，趁热食用(见图 6-8)。

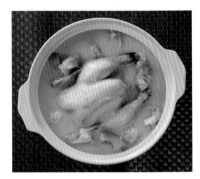

图 6-8　田七炖鸡

二、清炖花生猪脚

（一）材料

生花生、虾米、猪脚、老姜、香菇、麻油、水。

（二）做法

1. 香菇泡软，切丝备用。

2. 花生入沸水中煮熟后剥成两半。

3. 麻油加热，放入老姜爆透，取出备用。

4. 将猪脚放入锅内炒至外皮变色，取出备用。

5. 放入花生炒一会儿，接着放入猪脚、老姜，最后加香菇、虾米及水，加盖烧滚后，装入炖锅慢炖约 8 小时(见图 6-9)。

（三）功效

补充奶源。

三、排骨莲藕汤

（一）材料

排骨 200 克，莲藕 150 克，盐，火麻油，姜。

（二）做法

1. 将材料准备好，切好清洗干净。

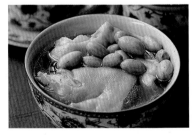

图 6-9　清炖花生猪脚

2. 把洗好的排骨放入锅中，倒入水，开火煮至血水出来。

3. 将排骨捞出清洗干净，锅清洗干净后将排骨放入。

4. 将切好的莲藕也放入锅中，加入适量的水，开大火。

5. 水开后，将准备好的姜加入，然后转小火炖1～2小时。

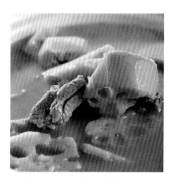

图 6 - 10　排骨莲藕汤

6. 出锅前，加入适量的盐、火麻油调味（见图 6 - 10）。

（三）注意事项

由于产妇肠道蠕动功能减弱，容易引起便秘现象，对于这一现象，建议在煮汤的时候，加几滴火麻油，火麻油对缓解和预防便秘有一定的效果。

四、丝瓜鲫鱼

（一）材料

活鲫鱼 500 克，丝瓜 200 克，黄酒、姜、葱适量。

（二）做法

1. 洗净鲫鱼，背上剖十字花刀。

2. 锅中放油，放入鲫鱼，略煎两面后，放入适量黄酒，加清水、姜、葱等，小火焖炖 20 分钟。

3. 丝瓜洗净切片，投入鱼汤，旺火煮至汤呈乳白色后加盐，3 分钟后即可起锅（见图 6 - 11）。

（三）功效

益气健脾、清热解毒、通调乳汁。

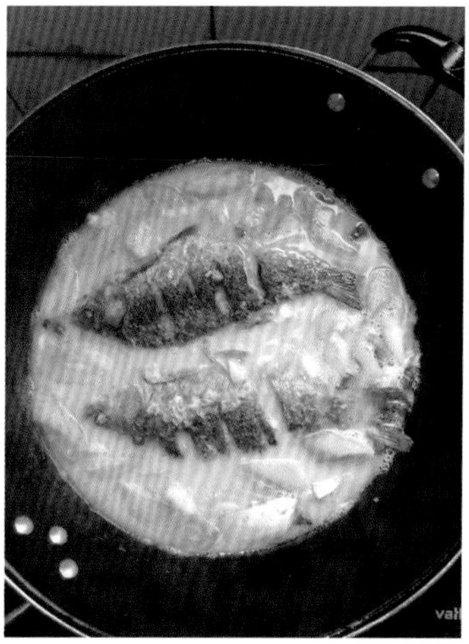

五、乳鸽银耳

（一）材料

乳鸽 1 只，银耳 10 克，瘦肉 150 克，蜜枣 3 个。

（二）做法

1. 将乳鸽切好，切去脚，与瘦肉同放入开水中煮 5 分钟，取出过冷水，洗净。

2. 银耳用清水浸至膨胀，放入开水中煮 3 分钟，取出洗净。

3. 将乳鸽、瘦肉和蜜枣放入煲中，大火烧开后转小火炖约 2 小时，放入银耳再煲半小时，下盐调味（见图 6 - 12）。

图 6 - 11　丝瓜鲫鱼

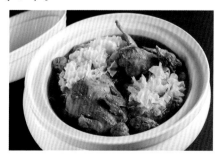

图 6 - 12　乳鸽银耳

（三）功效

滋养和血、滋补温和。

第三节　产后第 3～4 周月子餐制作

一、鲫鱼豆腐汤

（一）材料

鲫鱼 1 条（约 250 克），豆腐 400 克，黄酒 5 克，葱花、姜片各 3 克，精盐 2 克，味精 1 克，食油 30 克。

（二）做法

1. 豆腐切 5 厘米厚的薄片，用盐沸水烫 5 分钟后沥干待用。

2. 鲫鱼去鳞、肠杂，抹上酒，盐渍 10 分钟。

3. 锅中放油，爆香姜片，将鱼两面煎黄，加水适量，用小火煮沸 30 分钟，放入豆腐片，调味后勾薄芡，并撒上葱花（见图 6-13）。

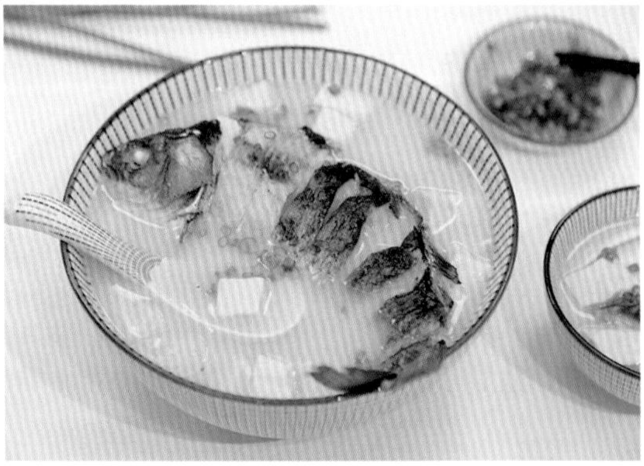

图 6-13　鲫鱼豆腐汤

（三）注意事项

鲫鱼又称喜头鱼，意即生子有喜时食用。鲫鱼营养丰富，有良好的催乳作用，对产妇身体恢复有很好的补益作用。配用豆腐，益气养血、健脾宽中，豆腐亦富有营养，含蛋白质较高，对于产后康复及乳汁分泌有很好的促进作用。

二、醪糟蛋花

（一）材料

醪糟，红糖，鸡蛋。

（二）做法

舀 3 大匙醪糟在锅里，加水 240 毫升，红糖一大匙（按个人喜好），煮开。鸡蛋一只打散，慢慢倒入煮沸的醪糟锅里，用筷子或勺子在锅里搅动，再次煮开时关火（见图 6-14）。

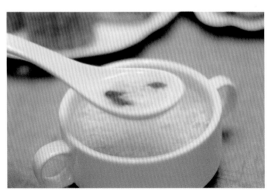

图 6-14　醪糟蛋花

第七章　儿　歌

摇篮曲

克劳提乌斯　词
舒　伯　特　曲

1=G 4/4

```
3  5  2·3  4  | 3 3  2171  2 5  | 3  5  2·3  4  | 3 3  2342  1  0 |
```

睡 吧, 睡　吧,　我亲 爱 的宝 贝,　妈 妈的双　手,　轻轻 摇着 你。
睡 吧, 睡　吧,　我亲 爱 的宝 贝,　妈 妈的手　臂,　永远 保护 你。
睡 吧, 睡　吧,　我亲 爱 的宝 贝,　妈 妈 爱　你,　妈妈 喜欢 你,

```
2·2  3·2  1  | 5  65 43  2 5  | 3  5  2·3  4  | 3 3  2342  1  0 :|
```

摇 篮 摇,　你　快 快 安睡,　夜 已 安 静,　被里 多 温 暖。
世 上 一 切　美 好的祝愿,　一 切 幸 福,　全都 属 于 你。
一 束 百 合,　一 束 玫瑰,　等 你 醒 来,　妈妈 都 给 你。

世上只有妈妈好

蔡振田　词
林国雄　曲

♩ = 80

1= C 2/4

```
6·5 | 3 5 | 1 65 | 6 - | 3 56 | 5 32 | 1653 | 2 - | 2·3 |
```

世 上 只有 妈妈 好,　有妈的孩子 像 块 宝。　投 进
世 上 只有 妈妈 好,　没妈的孩子 像 根 草。　离 开

```
5 56 | 3·2 | 1 - | 5·3 | 2161 | 5 - :|
```

妈 妈的 怀 抱,　幸 福享 不 了。
妈 妈的 怀 抱,　幸 福哪 里 找?

小燕子

故事影片《护士日记》插曲

王 璐、王云阶 词
王 云 阶 曲

1=C 4/4

```
3 5  1 6  5  -  | 3 5  6 1  5  -  | i · 3  2 i  | 2 1  6 1  5  -  |
```
1. 小 燕 子， 穿 花 衣， 年 年 春 天 到 这 里
2. 小 燕 子， 告 诉 你， 今 年 这 里 更 美 丽，

```
3 · 5  6 5 6  | i 2  5 6  -  | 3 1 2  -  | 2 2  3 5 5  | i 2 3 5  -  ‖
```
我 问 燕 子 你 为 啥 来， 燕 子 说： 这 里 的 春 天 真 美 丽
我 们 盖 起 了 大 工 厂，

```
3 · 1  6 5  | 3 2 1  2  -  | 2 · 3  5  -  | i · 3  2  i  | 2 1  5 6 i  -  ‖
```
装 上 了 新 机 器。 欢 迎 你， 长 期 住 在 这 里。

小老鼠 上灯台

（电子琴弹唱）

葛 清 曲

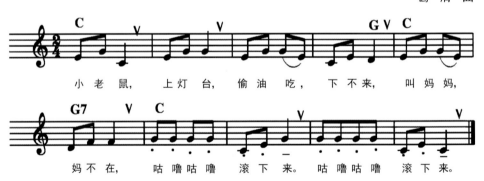

小老鼠， 上灯台， 偷油吃， 下不来， 叫妈妈，

妈不在， 咕噜咕噜 滚下来。 咕噜咕噜 滚下来。

小兔子乖乖

民间儿歌

1=C　5　1 6 5 5　　3 5 6 1 5　5　6　5 3 2 2

（狼）小 兔 子 乖 乖，把 门 儿 开 开，快 点 儿 开 开，
（妈妈）小 兔 子 乖 乖，把 门 儿 开 开，快 点 儿 开 开，

3　5 3 2 3　1　6　5　6　5　3　6　5

我 要 进 来。（小兔）：不 开 不 开 我 不 开，
我 要 进 来。就 开 就 开，我 就 开，
　　　　　　（小兔）：

5 5 3 2 1　1 1 2 3 1

妈 妈 不 回 来，谁 来 也 不 开。
妈 妈 回 来 了，我 就 把 门 开。

拔萝卜

1=G 2/4　5 5 1 | 3 2 1 | 5 5 5 5 | 1 2 1 |

拔 萝 卜，拔 萝 卜，嘿 呀 嘿 呀，拔 萝 卜，

5 5 5 5 | 1 2 1 | 5 5 1 | 5 5 1 |

嘿 呀 嘿 呀 拔 不 动。

1 老 太 婆，快 快 来，
2 小 姑 娘，快 快 来，
3 小 黄 狗，快 快 来，
4 小 花 猫，快 快 来，
5 老 太 婆，快 快 来，

5 5 5 3 2 | 1 2 1 : |

快 来 帮 我 们 拔 萝 卜

卖报歌

1=F 2/4

安 娥 词
聂 耳 曲

5 5 5 | 5 5 5 | 3 5 6 5 3 | 2 3 5 | 5 3 5 3 2 | 1 3 2 | 3 3 2 | 6 1 2

1.啦啦啦！啦啦啦！我是卖报的 小行家，不等天明去 等派报，一面走，一面叫，
2.啦啦啦！啦啦啦！我是卖报的 小行家，大风大雨里 满街跑，走不好，滑一跤，
3.啦啦啦！啦啦啦！我是卖报的 小行家，耐饥耐寒地 满街跑，吃不饱，睡不好，

6 6 5 | 3 6 5 | 5 3 2 3 | 5 - | 5 3 2 3 | 5 3 2 3 | 6 1 2 3 | 1 -

今 天的 新 闻 真 正 好，七个铜板 就买 两份 报。
满 身的 泥 水 惹 人 笑，饥饿寒冷 只有 我知 道。
痛 苦的 生 活 向 谁 告，总有一天 光明 会来 到。

附　录　二维码索引